증상별 이런 때에 사용

가족의 건강을 지키는

알로에베라

八木晟 著
이수원 譯

yh 유한문화사

家族の健康を守る

アロエベラ

八木 晟

머리말

여러분에게 「진정한 건강」을 드리고 싶다

여러분은 자기 자신과 가족의 건강에 자신이 있는가?

자신과 가족은 「진정한 건강」을 확보하고 있다고 자신하고 있는가?

지금 우리 주위에는 건강하지는 않지만 그렇다고 병에 걸리지도 않은 분들이 증가하고 있다.

동양의학에서 말하는 '미병(未病, 반 건강상태)'인 사람이 증가하고 있지만, 이러한 미병(未病)의 상태는 건강검진에서는 「이상 없음」으로 나타난다. 그러나 방치하여 두면 위중한 병이 될 위험이 있다. 당신과 당신의 가족은 그러한 미병(未病)의 상태인 것은 아닌지?

그리고 일본인의 평균 수명도 늘어나 일본은 세계에서 손가락을 꼽는 장수국가가 되었다. 안티에이징(항노화)의 관점으로부터 보면 신체를 케어하는 일도 중요하게 되었다.

누구든지 노화현상은 피할 수는 없지만 신체의 내부부터 예방함으로써 노화를 지연시켜 건강히 살아갈 수 있다. 안티에이징 연구의 최고 선진국인 미국에서 노화를 예방하기도 하고 저지하기도 하는 천연소재로서 유리과의 다년초인 알로에 베라가 주목을 받아온 이래 이 식물에 대한 연구가 활발하게 이루어져 오고 있다.

1970년부터 저자도 알로에에 관한 연구를 계속하여 왔다. 그러한 연구 중에서 알로에 베라가 가지고 있는 여러 가지 건강증진 효과와 예방의학적 효과, 안티에이징 효과를 접하고 거기에 매료되어 왔다.

현재 일본에서 사망원인의 톱 세 가지는 암, 뇌졸중(뇌경색과 뇌출혈), 심장의 혈관장해(심근경색)와 같은 생활습관병이다. 지금 생활습관병에 걸려 있지 않다고 하더라도 병이란 것은 언제 갑자기 당신과 당신 가족에게 엄습해 올지 모른다.

알로에 베라에는 이러한 생활습관병에 대한 효과가 있다고 보고되고 있다. 이 책에서 서술하는 바와 같이 그러한 보고는 모두 임상연구를 통해 이루어진 실증적인 것으로 과학적인 성분연구도 지금까지 축적되어 온 것이다.

지금까지 보고되어 있는 알로에 베라의 연구사례는 미병(未病, 반건강상태)을 개선하여 건강한 내일을 만드는 작용 외에 예방의학적인 면에서 폭넓게 활용되고 있음을 보여준다. 여러 가지 작용과 연결되어 나타나는 안티에이징(항노화) 효과도 놓칠 수 없는 것이다.

— 알로에 베라는 「진정한 건강」을 만든다

약학 연구자로서, 알로에 연구자로서 저자의 소원은 많은 사람들이 알로에 베라의 뛰어난 효과를 알아주는 것이다. 동시에 실제로 활용되어 진정한 건강 만들기에 중요한 역할을 하기를 간절히 바란다.

마지막으로 이 책을 출판함에 있어 지도를 하여 주신 전 국립 相模原병원 임상연구부장 信太隆夫 선생, 1993년 이래 연구 협력자인 텍사스 대학 명예교수인 유병팔 선생, 연구 협력자인 郭太乙 씨(일본생물제제 CEO), 유니베라 이병훈 총괄사장에게 감사드린다.

平成 20年 8月

후쿠야마 대학 명예교수·약학박사 八木 晟

본문 중에 나오는 실험 및 시험에 사용된 알로에 베라의 부위에 대하여 아래와 같이 정의한다.

알로에 베라… 외피를 포함 전엽을 사용한 것, 또는 원재료

알로에 베라 전엽 엑기스… 외피를 포함한 전엽을 엑기스로 한 것

알로에 베라 겔… 외피를 제거한 엽육부

알로에 베라 겔 엑기스 분말… 외피를 제거한 엽육부를 건조하여 분말화 한 것

알로에 베라 주스… 외피를 제거한 엽육부를 주스화한 것

※(재)일본건강・영양식품협회 자료를 참고로 하였다.

역자 서문

소득 증대에 따른 국민 식생활 패턴의 변화는 암, 심장병, 뇌졸중 등의 성인병을 현저하게 증가시켰으며, 또한 평균 수명이 늘어나면서 한국은 고령화 사회로 접어들게 되었다. 이러한 이유로 발생하는 의료비 증가는 우리나라만 아니라 세계 각국에서 커다란 사회문제가 되고 있는 실정이며, 이에 대처하기 위하여 국가뿐만 아니라 개인들도 질병의 치료에서 질병의 예방 및 건강증진으로 관심의 초점이 옮겨가게 되었다. 질병을 예방하고 건강을 증진시키기 위해서 적극적이며 슬기롭게 대처하는 방법을 강구해야 한다.

말할 필요도 없이 사람의 건강의 기본은 '식품'이다. 옛말에 의식동원(醫食同源)이라는 말이 있듯이 식품에 대한 정확한 정보를 얻고, 보다 적극적인 방법으로는 자기에게 적합한 식품을 섭취하여 사전에 건강을 지키고 저항력을 증강시키는 것이 중요하다.

식품 중 알로에 베라는 자연이 우리에게 준 천혜의 선물로 높이 평가되고 있으며, 실제로 세계인의 건강을 지켜주는 데 큰 역할을 하고 있다.

이 책에서 소개하는 '알로에 베라'라는 식물은 서양에서는 우리나라에서 최고의 영약으로 삼아온 인삼과 같이 가정에서 질병 예방 및 치유에 6,000년 동안 민간약으로 이용되어온 경이로운 열대성 다육식물이다.

알로에는 6,000년 동안 민간약으로서 이용되어 왔을 뿐만 아니라 최근에는 수많은 과학자들이 연구 결과를 논문으로 발표하면서 알로에야말로 천연약물시대가 도래하는 21세기에 가장 각광 받을 천연물이라고 하였다. 과학자들의 많은 연구결과 알로에에는 분명히 굉장한 효능이 있고, 그 효능을 발휘하는 성분이 들어 있다고 한다. 경험적으로도 많은 사람들에 의해 알로에의 효능이 인정되어 왔다. 효능이 없었다면 그렇게 오랜 기간 사용되었을 리가 없었을 것이다.

알로에가 우리나라에서 언제부터 사용되기 시작하였는지는 정확히 알 수 없다. 문헌에 처음 나타난 것은 1610년 명의 허준이 지은 ≪동의보감≫에 노회라는 이름으로 기록되어 있다. 다음에는 고종 때의 명의 황도연의 ≪의방활루≫, 그리고 그의 아들 황필수가 지은 ≪방약합편≫에도 기록되어 있는 것을 볼 수 있다. 대한민국 정부가 수립되고 「대한약전」이 공포된 것이 1958년인데, 여기에 알로에가 수록되었고, 그 후 발간된 개정판에도 계속 수록되어 있다.

본격적으로 알로에가 일반 국민들에게 대량으로 소개된 것은 1970년대 이후라고 기억된다. 우리나라에서 대부분의 건강기능식품은 2～3년 유행하다가 사라지곤 하는데 비해 알로에는 꾸준히 소비자의 사랑을 받으며, 지금도 판매량 최상위권에 올라 있다. 알로에는 초기에 생잎과 겔 제품으로 소개되다가, 그 후 분말, 정제, 캡슐 제품으로, 알로에 비누, 샴푸, 화장품 등이 판매되었다. 일반식품으로는 알로에 주스 음료, 알로에 요구르트 등이 소개되었고, 과학적인 연구를 통해 알로에로부터 유용성분을 추출하여 만든 제품들도 소개되었다. 최근에는 알로에를 이용하여 만든 전통곡주가 특허 등록 공고되어 「알로주」라는 이름으로 출시되었다. 술로써 알로에 효과까지 볼 수 있어 애주가들로부터 호평을 받고 있으며, 이외 다양한 제품들이 소비자들의 건강을 위해 생산 판매되고 있다.

알로에는 주로 더운 지방에서 생산되지만, 다행스럽게도 30여 년 전부터 우리나라에서도 제주도, 거제도 지방을 중심으로 한국 토질에 적합한 알로에가 많이 재배되고 있으며, 효능 면에서도 외국산보다 우수한 것으로 밝혀지고 있다.

이번에 일본의 알로에 전문 연구자인 야기(八木 晟) 박사가 최근 출판한 알로에 베라 책자를 번역, 한국에서 발행하게 된 것을 계기로 많은 분들이 알로에에 대한 지식을 바르게 알고, 동시에 실제로 활용하여 여러분들이 건강하게 매일을 지낼 수 있는 데 공헌하여 주었으면 하는 마음 간절하다. 마지막으로 이 책이 출간되기까지 힘써 주신 유한문화사 천승배 사장님 이하 여러분의 노고에 감사드린다.

2009. 10.

농학박사 이 수 원

추천사

알로에에 관한 대중 교양서

알로에 연구의 세계적인 석학인 아끼라 야기 박사님의 저서가 한국어로 번역 출간된다니 매우 기쁘게 생각합니다. 야기 박사님은 알로에 연구자들은 다 아는 사실이지만, 알로에 성분 분석 전문가로서 알로에신의 효능, 특히 미백 효과를 발견한 것으로 유명하신 분입니다.

야기 박사님과 저의 인연은 아주 깊습니다. 제가 몸담고 있는 유니베라와 유니베라의 미국 자매회사인 알로콥이 1980년 말 1990년대 초, 알로에 과학화를 목적으로 알로에연구재단(Aloe Research Foundation)을 만들고 후원하였을 때, 연구에 참여하여 크게 기여하신 분이 야기 박사님이셨습니다. 게다가 국제알로에기준심의협회(International Aloe Science Council)가 알로에 과학화를 선도하고 천연물 시대의 비전을 제시한 공로로 유니베라의 창업자이자 제 선친이신 고 이연호 회장의 업적을 기리고 그 정신을 계승하기 위해 <이연호과학공정상>을 제정했을 때, 1회 수상자로 선정된 분도 바로 야기 박사님이셨습니다.

이러한 까닭에 야기 박사님이 알로에를 알리는 책을 쓰고 또 그 책이 한국에서 번역되었다고 하니 더욱 기쁜 것입니다.

사실 그 동안 국내에 알로에를 소개한 책이 적지 않고, 알로에로 건강을 되찾은 사람들도 많아 알로에의 탁월한 효능에 대해 모르는 사람들은 거의 없으리라 짐작합니다. 그런데도 야기 박사님의 책을 선뜻 추천하는 것은 특별한 장점이 많기 때문입니다. 알로에에 대한 방대한 연구 성과를 취합하여 정리한 수고도 만만치 않은데, 알로에의 유용성분과 효능을 항목별로 세세히 분류하고 문답식으로 풀어서 해설하고 있어서 마치 바로 앞에서 강의를 듣는 듯 생생합니다. 앞서 나온 여러 책들과 비교하여 상호 보완이 가능할 것입니다. 특히 일반 대중이 알로에를 이해하고 알로에를 이용하는 데 큰 도움이 될 것입니다.

천연물 사업을 하는 사람으로서 더욱 많은 사람들이 알로에를 알게 되는 것은 매우 기쁜 일입니다. 알로에를 통해 사람들이 더욱 건강해지고 아름다워질 수 있다 믿기 때문입니다. 야기 박사님의 책이 천연물을 통한 건강하고 행복한 세상 만들기에 기여하게 되기를 기대합니다.

2009. 10.

유니베라 총괄사장
이병훈

차례

제 3 장 질병 예방과 개선에 사용하고 싶은 알로에 베라

제 4 장 여러 외상, 증상에도 사용하고 싶은 알로에 베라

제1장

엄청난 파워를 간직한 알로에 베라

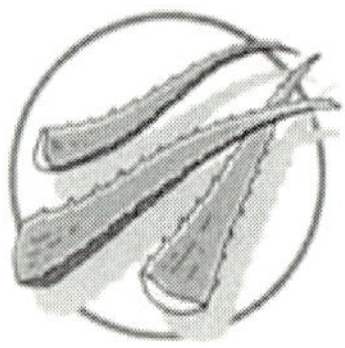

클레오파트라가 애용한 건강 · 미용법은?

일본에는 「세계의 3대 미녀」중 1명이 있다. 바로 小野小町이다. 나머지 2명은 이집트의 클레오파트라와 중국의 양귀비이다.

「1센티미터만 코가 낮았더라면 세계의 역사는 달라졌을 것이다」

클레오파트라라는 말을 들으면 이 단어가 먼저 머리에 떠오르지만, 이러한 말을 남긴 사람은 「인간은 생각하는 갈대」라는 말로 유명한 철학자 파스칼이다.

클레오파트라는 이집트의 프톨레마이오스 왕조 최후의 여왕이다. 로마의 실력자인 옥타비아누스에게 악티움 해전에서 패배, 독사에게 물려 최후를 맞이하였다는 것은 유명한 이야기이다.

한편, 저자는 1933년에 후쿠오카에서 태어나, 금년 75세가 되었다. 저자와 클레오파트라에게는 공통점이 하나 있다.

「절세의 미녀로 불렸던 클레오파트라와 八木 晟과의 공통점?」

불가사의하다고 생각할지 모르겠지만, 실은 두 사람 모두 알로에 베라를 대단히 좋아했다.

① 피부에 바르면 자외선을 흡수하여 하얀 피부를 유지하는 작용(미백작용)

② 피부의 윤기를 보전하는 기능

③ 피부를 조이는 작용(아스트린젠트 작용)

④ 피부의 탄력에 없어서는 안 될 콜라겐의 합성을 촉진하는 작용

(콜라겐 합성작용)

현재 알로에 베라에는 이와 같은 미용효과가 확인되고 있다. 클레오파트라뿐만 아니라, 무엇이든지 여성을 기분 좋게 하는 것은 아름다운 피부, 그리고 미용효과이다.

다만 클레오파트라 시대에 그와 같은 알로에 베라에 대한 과학적인 지식이 있었을 리 없다. 경험상으로 그와 같은 미용효과를 알고, 건조한 이집트 땅에서 현재까지 소문이 전해져 오는 미모를 유지하려고 하였다.

그러면 저자는 왜 알로에 베라를 좋아하게 되었을까?

저자의 전공은 생약, 한방약, 약용식물의 화학적 · 약리적 연구로 여러 가지 약용식물을 연구하여 왔다. 그 중에서 우연히 만난 것이 알로에 베라였다.

— 알로에 베라의 안티에이징 작용과 예방의학(preventive medicine = 질병을 예방하는 의학)에의 효과

저자를 사로잡은 알로에 베라의 매력은 바로 이것이다.

인간인 이상 나이를 먹는 것은 피할 수 없는 일이다. 나이를 먹으면 자연히 인간은 늙게 된다.

그러나 신체 안팎으로 관리를 잘 하면 노화를 지연시켜 어느 정도의 연령이 되어도 기운 좋게 건강하게 살아갈 수 있다. 이것이 바로 안티에이징이다.

클레오파트라가 애용한 알로에 베라의 아름다운 피부, 미용효과도 중요한 안티에이징(항노화) 작용이다. 알로에 베라를 이용하여 피부의 노화나 여러 가지 피부 트러블을 방지하면 외모도 젊어질 수 있다.

"자네 젊어 보이는군. 무언가 특별한 것이라도 하고 있는가?"

동창회 등에서 이런 말을 들어 보세요. 마음이 밝아지고, 기분이 좋

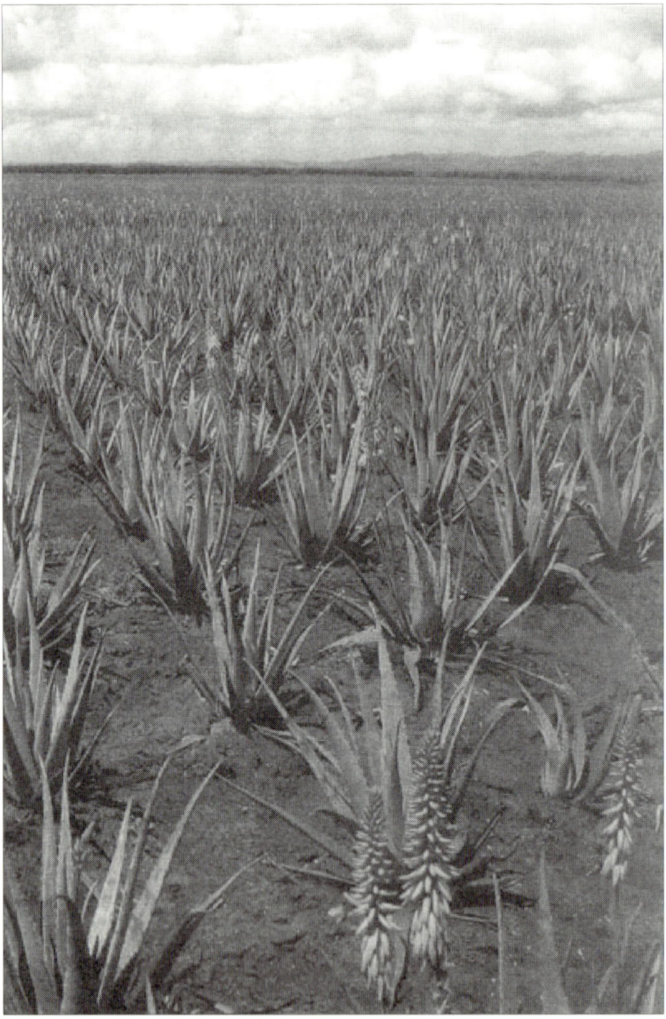

광활한 농장에서 자연 재배되는 알로에 베라(아메리카 · 텍사스 주)

아진다. 이런 말을 듣는 것은 외모가 젊고, 아름답기 때문만은 아니다. 기운이 넘쳐흐르고, 신체도 건강하니까 당신을 본 사람들이 부럽다는 듯이 말하는 것이다.

— 안티에이징과 미용, 거기에 예방의학은 깊은 관계를 가지고 있다. 나이를 먹으면 여러 가지 질병에 걸리기 쉽지만, 안티에이징 하려고 노력하면 질병에 쉽게 걸리지 않을 수 있다

약학자의 입장에서 저자는 알로에 베라의 작용과 예방의학에 대한 효과를 계속해서 연구하여 왔다. 연구하면 할수록 알로에 베라의 매력에 푹 빠져 클레오파트라에게 버금가는 알로에 베라 애호가가 되었다.

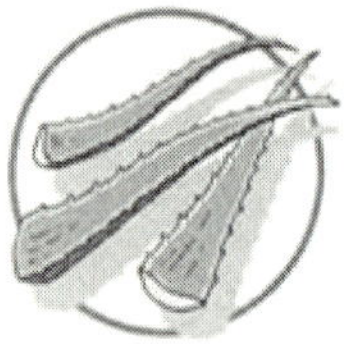

알로에 베라는 어떤 알로에?

알로에 베라는 식물인가, 어떤 과의 식물인지 알 수 있는가?

「생김새로 보면 사보텐의 동료?」

생김새로 보면 사보텐의 동료로 보이지만, **백합과의 알로에 속** 식물이다. 알로에(aloe)란 아라비아어로 「쓰다(alloeh)」라는 의미가 있으며, 이로부터 알 수 있듯이 원산지는 아프리카나 아라비아, 지중해 지방이다.

세계에는 500종류 이상 되는 알로에가 있다고 일컬어지고 있다. 일본인이 사꾸라나 매화라는 말을 들으면 그 색이나 향기조차 금방 머리에 떠올릴 수 있듯이 구미인은 알로에란 말만 들어도 알로에 베라가 머리에 떠오른다. 구미에서는 알로에=알로에 베라이다.

알로에 베라의 「베라(vera)」는 라틴어로 「진실(眞實)」이라든가, 「진짜(本物)」라는 의미이다.

— 즉, 알로에 베라란 「진실(眞實)의 알로에, 진짜(本物) 알로에」라는 의미이다

알로에 베라…….

뭔가 아름다운 소리이지만, 이러한 이름이 붙여진 것은 지금으로부터 200년 전 이상 지난 일로, 이름을 붙여준 분은 스웨덴의 근대 분류학의 창시자인 유명한 식물학자 린네(Linne)라는 분이다.

한편, 어떤 동물이나 식물에게도 일반적으로 사용되는 이름과는 별도

로 학명이 있는데, 알로에 베라의 학명은 알로에 발바덴시스 밀러(Aloe barbadensis miller)이다. 발바도스 섬은 카리브해에 떠 있는 서인도 제도에 있는 섬이며, 밀러(Miller)는 명명자로서 식물학자이다. 단 알로에 베라로 통용되고 있으므로 이러한 복잡한 이름이 사용되는 일은 거의 없다.

알로에 베라의 잎은 톱니모양으로 되어 있는데, 엽의 뿌리 가까운 부분은 엽육이 두껍다. 잎 끝으로 갈수록 가늘어지며, 길이가 70～80센티미터 정도로 성장한다.

— 알로에 베라의 커다란 잎이라면 잎 1개의 무게가 약 1.5 kg 정도 된다. 이러한 잎이 12～16개 모여 1그루(株)를 이루고 있다. 그리고 두꺼운 잎 속에는 젤리질의 엽육(겔)이 가득 함유되어 있다

앞의 클레오파트라 항에서 4가지 미용효과를 이미 기술하였다. 이것도 알로에 베라 겔에 함유된 성분이 가지고 있는 효과이지만, 겔에는 아직도 우리들의 건강을 지켜주는 수많은 유용성분이 함유되어 있다.

알로에 베라는 이름을 부를 때의 그 소리도 예쁘지만 알로에 베라 성분의 작용으로 우리들의 건강을 지켜주고 있는 기막힌 식물이다.

밝혀진 안티에이징 (항노화) 효과

1961년에 규슈 대학 대학원 박사과정을 수료한 저자는 후쿠오카 대학과 규슈 대학에서 교편을 잡고 일하면서 알로에 연구에 몰두하고 있었다. 83년에 후쿠야마 대학으로 옮기고서도 계속해서 알로에 연구를 수행하였다.

1993년 신년 초 한통의 전화가 걸려 왔다.

"아메리카에 안 오시겠습니까? 알로에 베라의 특별 연구팀을 만들려고 하는데 이 팀에 참가하여 주지 않겠습니까?"

전화를 한 분은 아메리카 텍사스 대학 건강과학 센터의 B. P. Yoo 교수이었다.

유 교수로 말하면 알로에 베라의 영양학적 연구에서 세계 1인자이다. 아메리카 국립 건강연구소(NIH)의 영양학 연구그룹의 일원인 동시에 아메리카 노년의학회 대표도 맡고 있었다. 알로에 베라를 「다이어트 보조식품」이나 「노화방지 물질」로서 활용하는 방법을 찾고 있는 연구자이기도 하다.

저자도 알로에 베라에 관한 논문을 독일과 아메리카의 연구 잡지에 기고하고 있었는데, 그 논문을 읽고 전화를 한 것이다.

「알로에 베라의 특별 연구팀에 합류하여 유 교수들과 연구할 수가 있다!」

유 교수로부터 직접 권유를 받고 깜작 놀라기도 했지만, 동시에 기쁜 마음이 솟구쳤다. 당장 저자는 "예스"라고 답장을 보냈다.

이러한 알로에 베라 연구 프로젝트에는 동 대학 헤리 교수의 협력하에 생리학 연구자, 알로코프 연구소의 과학자들도 합류하여 총 21명이나 되는 연구 스태프를 갖추게 되었다. 연구기간도 1993년부터 4년간이라는 장기간에 걸친 것이었다.

이러한 프로젝트에서 모든 연구자는 커다란 성과를 올렸다. 여기에서 모두 소개하는 것은 불가능하기 때문에 유 교수그룹의 연구 성과를 먼저 소개한다.

— 알로에 베라를 랫트에게 장기간(3년) 급식하면 노화에 어떤 영향을 미칠 것인가?

이것이 유 교수그룹의 연구 테마이었다.

통상 랫트(실험용 쥐의 일종)의 수명은 3년이라고 알려져 있으며, 3년 전후로 자연사한다. 유 교수그룹은 3년간에 「통상 사료만을 급식한 경우」와 「통상 사료와 알로에 베라를 급식한 경우」에 어떠한 차이가 있는지를 조사하였다.

그 결과, 알로에 베라를 급식한 랫트에서는 다음과 같은 점이 확인되었다.

① 심장에서 혈전(혈액 응고물)이 만들어지기 어렵다.
② 신장에서 염증이 일어나기 어렵다.
③ 종양 등도 대단히 형성되기 어렵다.

원래 혈액은 상처가 난 혈관으로부터 흘러나오는 것을 방지하기 위하여 출혈을 막는 성질을 가지고 있다. 출혈을 막는 방법은 상처 난 부위에 혈전물질을 만드는 것이지만, 심장의 혈관에서 이러한 혈전이 만들어지게 되면 협심증이나 심근경색의 원인이 된다.

또 「간신요(肝腎要)」라고 일컬어지는 바와 같이 신장은 대단히 중요한 장기이다. 그러한 신장의 일부에 염증이 생기면 신장의 기능이 만성적으로 나빠진다.

더욱이 종양은 세포가 이상 증식하는 것을 말한다. 지방 덩어리 등 양성의 것은 그렇게 걱정하지 않아도 되지만 악성의 종양은 암이다.

이러한 것들의 증상은 어느 것이나 노화와 함께 수없이 발병한다. 그 결과 랫트는 자연사하게 되지만, 유 교수그룹의 연구에 의해 알로에 베라는 이러한 질병들을 예방하여 수명을 20% 연장시킬 수 있다는 것을 알아내었다.

— 알로에 베라에는 안티에이징(항노화) 효과가 있다

유 교수그룹의 연구에 의해 알로에 베라에 이런 대단한 효과가 있다는 것이 증명되었다.

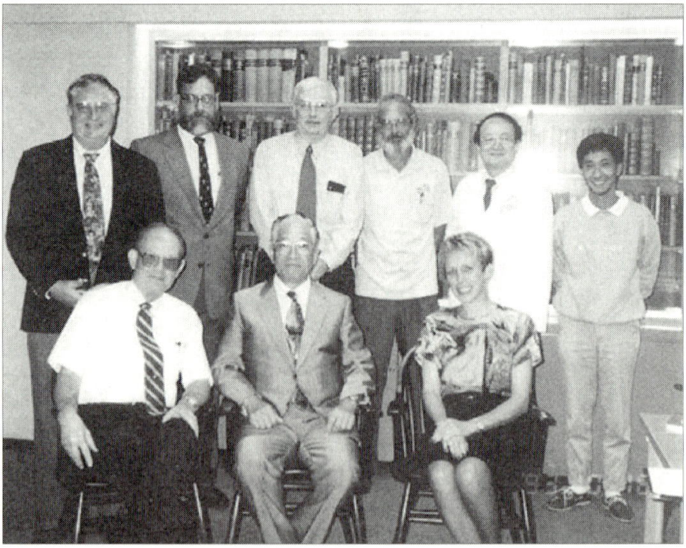

텍사스 대학이 초청하여 모인 「알로에 베라 특별 연구 프로젝트팀」의 얼굴
(앞열 중앙이 저자, 후열 우측 2번째가 유 박사, 제일 좌측이 윈터 교수)

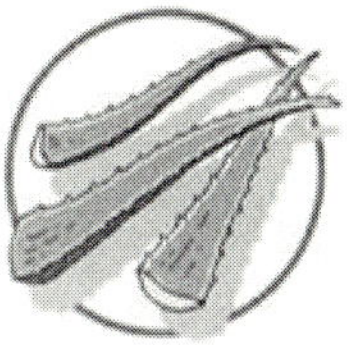

놀랄 만한 항산화작용도 간직하고 있다

텍사스 대학에서의 「알로에 베라 연구 프로젝트」 중 저자의 연구 테마는 다음과 같은 것이었다.

— 알로에 베라 중의 항산화물질과 인간 섬유아세포 증식촉진 물질의 검색

어려워 보이는 단어가 나열되어 있지만, 이 연구에서 저자는 알로에 베라로부터 대단히 중요한 물질을 추출하는 데 성공하였다.

— 활성산소를 없애는 항산화물질

저자가 추출하는 데 성공한 중요한 물질은 이것이다.

최근에는 텔레비전 등에서도 자주 '활성산소'에 대해서 언급하듯이 활성산소는 만병의 근원으로 알려지고 있다. 이러한 무서운 활성산소를 제거하여 주는 것이 「항산화물질」로, 그 작용이 「항산화작용」이다.

우리들의 건강에 활성산소를 제거하여 주는 항산화물질은 없어서는 안 된다.

지금까지의 연구에서 알로에 베라에는 카탈라아제라는 항산화물질이 함유되어 있다고 알려져 있다. 저자가 알로에 베라로부터 추출하는 데에 성공한 항산화물질은 SOD(슈퍼옥사이드 디스뮤타아제)양 물질이다.

이 SOD는 우리들의 몸 안에서도 만들어지고 있다.

SOD의 항산화작용은 아주 우수하지만, 유감스럽게도 나이를 먹으면

만들어지는 양이 현저하게 줄어든다. 노화와 함께 여러 가지 질병에 걸리는 케이스가 늘어나는데, 그 원인의 하나가 연령에 따라 SOD가 감소하기 때문이라고 생각된다.

— 알로에 베라에 SOD가 함유되어 있다고 하는 것은 알로에 베라를 섭취하면 나이에 따른 SOD 감소가 커버되게 된다. 활성산소로부터 몸을 지켜 여러 가지 질병으로부터의 위험이 줄어들게 된다

덧붙이면 활성산소에는 아주 악역의 이미지가 고정되어 있지만, 우리들의 건강에 없어서는 안 될 중요한 작용도 있다.

실은 활성산소는 면역부대의 중요한 무기이기도 하다.

면역(병에 대한 저항력)은 우리들의 건강을 지키는 작용이기 때문에 활성산소가 만들어지지 않게 되면 세균이나 바이러스, 암세포 등과 싸우는 힘이 약화되어 우리들의 건강은 위험에 처하게 된다. 이것도 인체의 불가사의라고 할 수 있다.

면역력을 조정하고, 건강을 유지하는 작용도

앞의 항에서 「활성산소가 우리들의 건강을 지키는 면역의 무기」라고 하였다.

면역이란 말도 어려운 용어지만, 면역이 우리들의 건강을 지켜준다. 알로에 베라의 면역에 대한 작용 중에서 저자가 주목하고 있는 것은 면역을 조정하는 작용이다.

— 면역력을 조정하는 작용

알로에 베라를 말할 때 이 작용은 그냥 보아 넘길 수 있는 것이 아니다.

예를 들면 암을 생각해 보자.

암은 세포가 정상적인 활동을 잃어 이상한 세포가 점점 증가하는 질병이다. 지금 일본에서는 연간 30만 명 이상이 암으로 사망하지만, 암에 걸리지 않는 사람도 있다.

「왜 암에 걸리는 사람과 걸리지 않는 사람이 있는 걸까?」

그 비밀이야 말로 면역력인 것이다.

면역력이 정확히 정상적으로 작동되고 있는 사람은 암세포가 생기더라도 증식하기 전에 없어진다. 면역력이 정상으로 작용하지 않게 되면 암과 싸울 힘이 약해져 만들어진 1개의 암세포가 점점 증가하여 암이 된다.

「역시 면역력은 강해지지 않으면 안돼」

지금까지 하여온 이야기로부터 이렇게 생각할지 모르겠지만, 면역력이 너무 강하거나, 작동방법이 잘못되거나 하면 어떻게 되는 것일까.

예를 들어 아토피성 피부염, 만성 류마티스 관절염, 천식, 교원병(膠原病, collagen disease)이라는 질병이 있다. 이러한 질병은 알레르기성 질환으로 분류하고 있지만, 면역력이 너무 강하든가 작동방법이 어긋나기 때문에 발생하는 질병인 것이다.

면역력은 약해도, 너무 강해도, 작동방식이 어긋나서도 우리들의 신체에 문제가 생기게 된다. 면역력이 약한 경우 면역력을 정상적으로 돌려놓지 않으면 안 된다. 반대로 면역력이 너무 강하든가, 작동방식이 어긋나는 경우도 정상적으로 돌려놓을 필요가 있다.

— 약한 면역력 또는 어긋난 면역력을 정상적으로 돌려놓는다. 이것이 「면역력의 조정」이다. 알로에 베라에는 기막히게 좋은 기능이 있다

우리들에게는 신체의 세포와 신체의 상태를 언제나 정상으로 유지하려고 하는 기능(항상성 = 호메오스타시스)이 있다. 알로에 베라에 함유된 여러 가지 유용성분이 그 기능을 지원한다. 그 결과 면역력의 조정이라고 하는 기막히게 좋은 작용이 일어난다.

정상적인 면역활동은 암 연구에서 확인되고 있다

알로에 베라는

우리 몸의 면역력을 조정하고, 면역력이 약해져 있으면 그 힘을 강화시켜 준다. 이러한 알로에 베라의 작용은 암에 대한 효과에서 확인된다.

① 암세포 그 자체를 공격한다.

② 면역력을 조정하여, 정상으로 돌아온 면역력이 암세포를 공격한다.

항암제나 방사선 치료는 ①의 「암세포 그 자체를 공격하여 죽이는」 치료이다. 식물의 성분에서 볼 수 있는 항암작용은 일반적으로 ②뿐이지만, 알로에 베라는 ①과 ②의 작용을 모두 갖고 있는 것이 확인되고 있다.

①의 「직접 암세포를 공격하는 작용」을 발견한 것은 텍사스 대학 건강과학 센터의 윈터 교수그룹이었다. 교수그룹은 시험관 속 인간의 자궁경부암세포에 알로에 베라 엑기스을 첨가하여 실험한 결과, 알로에 베라가 암세포를 억제하는 작용을 갖고 있는 것을 확인하였다.

시험관 내에서의 실험이기 때문에 그 결과만 보고 면역력이 조정되었기 때문이라고는 생각할 수 없다. 알로에 베라 엑기스에 함유되어 있는 어떤 성분이 직접적으로 암세포에 작용하여 암세포를 억제한 것이 아닌가 생각된다.

②의 「면역력을 조정하여 정상으로 돌아온 면역력이 암세포를 공격하는 작용」은 방위청 의무관인 添田百枝 박사와 저자가 확인하였다.

添田 박사는 실험용 랫트에 복수암세포를 이식하여, 알로미친의 항암효과를 확인하는 실험을 수행하였다. 새로이 암세포를 이식받은 랫트에 알로미친을 주사하고, 그 결과 알로미친이 항암효과를 발휘하고 있는 것을 확인하였다.

그리고 알로미친에 의해 암으로부터 생명이 연장된 랫트에 박사는 그 후 몇 번이고 암세포를 이식하였다. 놀랄 수밖에 없는 것이 랫트는 암에 걸리지 않았다고 한다.

한편 저자는 1977년, 「살코마(Sarcoma) 180」이라고 하는 암세포를 마우스에 이식하고, 그 마우스에 알로에 만난을 투여하였다. 그 결과 완만하지만 항암효과를 확인할 수 있었다.

이러한 두 가지 실험에는 키타치 알로에 성분이 사용되었다. 다만, 알로미친도 알로에 만난도 알로에 베라 성분에 함유되어 있기 때문에 동일한 항암작용이 기대된다.

더욱이 알로에 베라는 멜라토닌이라고 하는 물질과 함께 사용함으로써 진행성의 전이암 환자의 수명을 연장시키는 것이 가능하다는 것도 알 수 있었다. 임상연구에서 이러한 효과를 실제로 증명한 것은 이탈리아의 리츠소니 의사그룹이었다.

멜라토닌은 신경호르몬의 일종으로 별명이 「천연의 수면약」이라고 한다. 멜라토닌은 잠자고 있는 사이에 분비되며, 아침에 눈을 뜨면 분비가 정지되기 때문에 불면증이나 시차증에 효과가 있다.

리츠소니 의사그룹의 연구에서는 진행성인 50명의 환자가 대상이었다. 이 환자들은 암이 전이되어 수술이 불가능한 상태이었다.

먼저 환자를 2그룹으로 나누었다.

① 멜라토닌만을 투여하는 그룹

【암과 면역력의 관계에 세계의 연구자들이 주목】

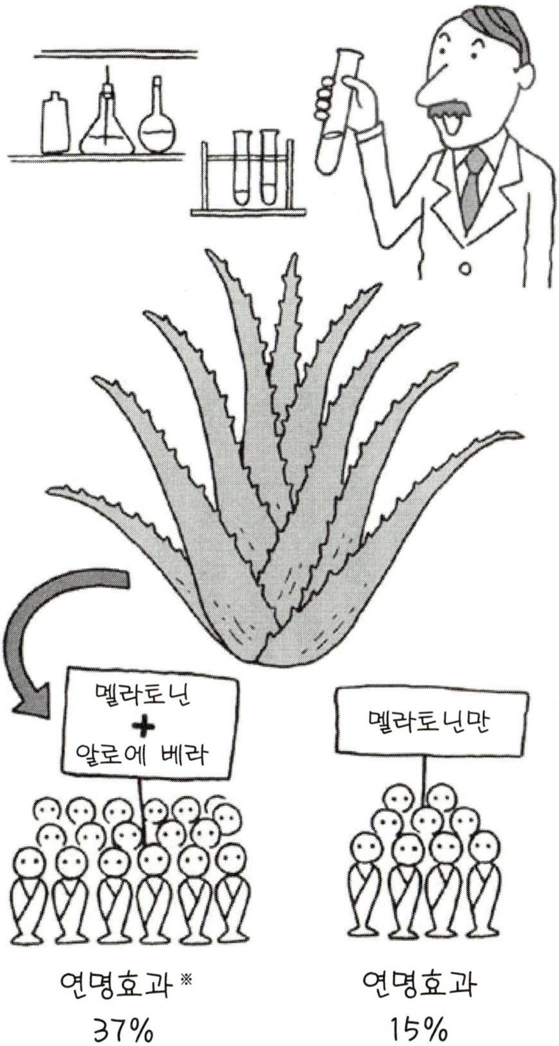

※ 1년 이상 연명이 인정된 진행성 암 환자의 비율

② 멜라토닌과 알로에 베라를 병용하는 그룹. 투여된 알로에 베라는 전엽 엑기스로 1밀리리터를 1일 2회 섭취시켰다.

— 그 결과, 1년 이상 연명하는 것이 인정된 것은 멜라토닌만 투여한 그룹에서는 15%, 알로에 베라를 병용한 그룹에서는 37%로 높아졌다

차이는 알로에 베라를 투여하였는가 하지 않았는가 뿐이었다. 이것만으로 확실한 차이가 나타난 이유는 알로에 베라의 효과로 밖에 달리 생각할 수 없었다.

① 면역력을 조정하고, 정상적으로 돌아온 면역력이 암세포를 억제하였다.
② 염증을 억제하는 작용이 멜라토닌과 상승적, 협력적으로 작용하였다.

리츠소니 박사그룹의 연구 결과로부터 알로에 베라의 이러한 효과를 생각할 수 있었다.

1983년에는 프랑스의 세계적인 제약회사 사노피-아벤티스 사도 알로에 베라가 면역작용을 조정하는 것을 발견하였다. 이러한 발견은 마다카스칼 섬에 있는 동사의 연구소에서 행한 동물실험의 결과이다.

면역력의 작용은 단순하지 않다. 여러 가지 것들과 관계하여 여러 가지 작용이 조합된 복잡한 것이다.

여기에서는 알로미친과 알로에 만난이라고 하는 물질의 이야기를 하였다. 그러한 성분도 중요하지만, 우리들이 정말로 생각하지 않으면 안 되는 것이 있다.

— 알로에 베라에 함유되어 있는 여러 가지 유용성분이 우리들의 신체를 정상적인 상태로 유지하게 하는 작용

이 포인트를 잊어서는 안 된다. 면역력을 포함하여 종합적인 작용으

로 알로에 베라는 우리들의 신체가 정상적인 상태가 되도록 작용하여 주는 것이다.

에이즈에의 효과도 뜨거운 시선을 받고 있다

알로에 베라의 작용에 대해서는 에이즈(인간 면역부전증후군)에 대한 효과도 연구되고 있다. 이 연구도 면역력을 조정하고 약해진 면역력을 정상적인 상태로 만드는 알로에 베라의 작용에 착안한 것이다.

에이즈는 HIV(인간 면역부전바이러스)의 감염에 의해 일어난다. 이 바이러스는 우리들의 면역력을 상당히 저하시켜, 그 결과 에이즈의 여러 가지 증상이 나타난다.

에이즈는 현대에서 가장 무섭고 어려운 병이라고 말할 수 있으며, 결정적인 치료방법이나 약품, 백신 등도 개발되지 않았다. 단지, FDA(미국 식품의약품국)의 승인을 얻은 약품으로서 항바이러스제인 AZT (azidothymidine)가 있다.

단, AZT는 연명효과만 있을 뿐 완전한 에이즈 치료약이라고는 말할 수 없다. 더욱이 골수의 세포에 해를 끼치기 때문에 빈혈증 등의 부작용이 큰 것도 문제이다.

지금까지 이루어진 에이즈에 대한 알로에 베라의 연구를 소개한다.

1991년 아메리카 텍사스의 동물 외과병원의 시츠 의사그룹은 백혈병이나 암에 걸린 강아지와 고양이를 대상으로 알로에 베라에 함유되어 있는 아세만난(acemannann)을 주사하여 치료한 결과를 보고하였다. 시츠 의사그룹은 44마리의 백혈병 고양이에게 아세만난을 6주간에 걸쳐 주사하였다.

— 고양이 백혈병의 사망률은 70%로 상당히 높은 편이지만, 아세만난 주사로 고양이의 생존율이 높아져 통상의 건강상태로 회복한 예들이 발견되었다

같은 해 1991년 43마리의 암에 걸린 강아지와 고양이를 이용한 성루카 병원 아메리카 심장병 연구소 하리스 박사의 실험에서도 동일한 연구 결과가 인정되었다.

「왜 고양이 백혈병에 대한 효과와 에이즈에 대한 효과가 관계가 있는가?」

이러한 의문을 가질지도 모르겠지만, 고양이 백혈병도 바이러스가 원인이기 때문이다. 게다가 에이즈를 일으키는 HIV와 동일한 성질을 가진 바이러스인 것이다. 이 실험으로부터 고양이 백혈병에 대한 아세만난의 효과는 에이즈에 대해서도 기대된다.

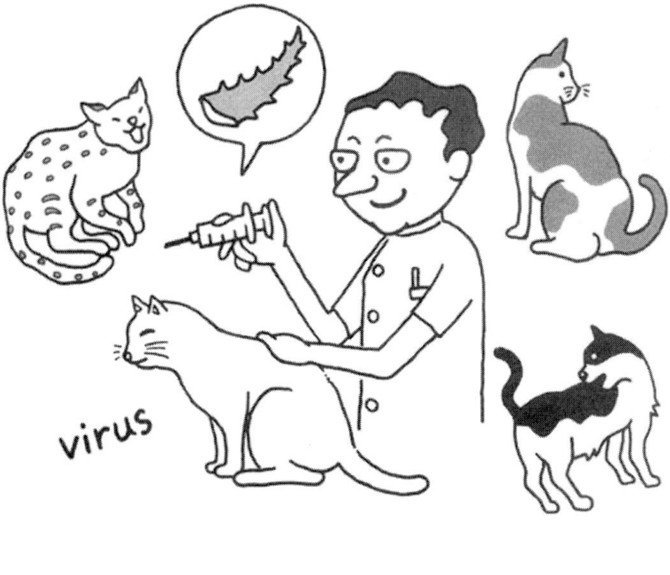

지금까지 말한 것들은 동물실험이지만, 우리들 인간에 대한 효과도 보고되고 있다. 그러한 효과를 보고한 것은 댈라스 캘린톤 연구소의 맥다니엘 박사그룹으로 1990년의 일이었다.

이 연구에서는 14명의 에이즈 환자가 아세만난(acemannann)을 경구섭취하였다. 섭취량은 1일 800밀리그램이었지만 **백혈구의 일종인 마크로파지**(외부로부터 침입한 병원균 등을 잡아먹는 대식세포)**의 작용이 활발해짐으로써 에이즈 환자의 면역력이 조정되어 대폭으로 높아졌다.**

같은 해 맥다니엘 박사그룹은 15명의 에이즈 환자에게 1일 800밀리그램의 아세만난을 경구 투여하였다.

섭취 기간은 1년간. 그 결과 90일째에는 8명의 환자가 면역력이 조정된 것이 확인되었다.

더욱이 맥다니엘 박사그룹은 47명의 에이즈 환자들에게도 임상실험을 행하였다. 47명의 환자 중 23명은 이미 증상이 나타나 있었고, 24명은 증상이 나타나지 않은 캐리어 환자들이었다.

환자들은 다음과 같이 4그룹으로 나누었다.

① 아세만난만 급여
② 프라세보(가짜약)뿐
③ 아세만난과 AZT
④ AZT와 프라세보

아세만난은 125밀리그램을 1일 4회, 기간은 24주간 섭취시켰다. 이 연구 결과 ①과 ②에서는 그렇게 큰 차이가 나타나지 않았다. 그러나 ③과 ④에서는 커다란 차이가 나타났다.

— 에이즈 환자에게는 아세만난과 AZT의 병행사용이 유효하다는 것이 확인되었다. 아세만난의 작용으로 AZT의 효과가 파워 업 된 결과라고 생각된다

아세만난과 AZT와의 병행사용은 또 하나 커다란 메리트(장점)가 기대된다.

앞에서 「AZT는 부작용이 있다」고 말하였다. 그러나 아세만난과 병행사용으로 AZT의 효과가 파워 업 된다면 어떻게 될까. AZT의 사용량을 줄이는 것이 가능하게 되므로 그만큼 AZT의 부작용이 적어지게 된다. 이 효과야 말로 기대되는 커다란 장점이다.

정력적으로 임상연구가 계속되고 있지만 에이즈는 대단히 벅찬 상대이다. 에이즈에 대한 알로에 베라의 효과는 연구의 실마리를 겨우 잡았을 뿐 금후의 연구 성과에 기대하고 싶을 뿐이다.

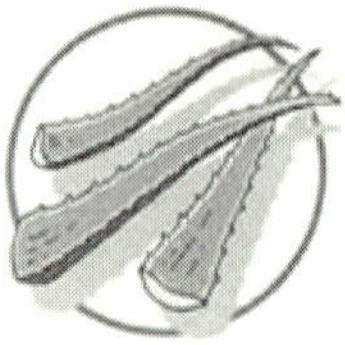

알레르기에 의한 질병도 개선된다

지금까지 알로에 베라가 면역력을 조정한다는 이야기는 약해진 면역력에 대한 것이었다.

앞에서 「알레르기성 질환은 면역력이 너무 지나치게 강해지거나, 작동방법이 어긋나서 일어나는 질병」이라고 말하였다. 예를 들어 아토피성 피부염, 만성 관절 류마티스, 천식, 교원병(膠原病) 등이다.

알로에 베라는 너무 지나치게 강해지거나, 작동방법이 어긋난 면역력도 조정한다. 그러한 예의 하나로서 아토피성 피부염을 간단히 살펴보도록 하자.

아토피란 라틴어로 "기묘한"이란 의미이지만, 지금까지는 알로에 베라가 아토피성 피부염에 효과가 있다고 실증된 문헌은 없다. 그러나 「알로에 베라로 아토피성 피부염이 개선되었다」고 많은 사람들이 보고하고 있는 것으로 미루어 보아 그 효과를 기대할 수 있다.

아토피성 피부염의 일반적 특징 중의 하나는 만성이라고 하는 점이다. 가려움이 심해지고, 긁으면 피부가 딱딱해져서 코끼리 피부처럼 되기도 한다. 그 부분이 더욱 가려워지고, 점점 심하게 긁게 되고……. 이것이 아토피성 피부염의 악순환이다.

예전에는 어린아이에게 많았던 질병이었지만, 최근에는 어른들도 환자가 증가하고 있다.

돌연 증상이 악화되어 습진이 전신에 퍼져 끈적끈적한 액체가 끊임없이 나오는 사람, 머리털이나 눈썹이 빠지는 사람, 심한 가려움증 때문에 잠들지 못해 노이로제에 걸린 사람…….

아토피성 피부염 때문에 이러한 증상으로 수많은 어른들이 괴로움을 당하고 있다. 이러한 아토피성 피부염의 가장 큰 원인으로 현재 면역이 관계하고 있는 알레르기가 주목을 받고 있다.

여기서 간단히 아토피성 피부염의 메커니즘을 이야기 하여 보자.

아토피성 피부염의 원인이 되는 물질(알레르겐)이 몸 안으로 들어왔을 때 우리들의 면역계는 항체를 만든다. 알레르겐에는 진드기, 집먼지, 화분, 곰팡이, 음식물 등 여러 가지가 있고, 항체를 만드는 것은 우리 몸의 B세포라고 하는 면역부대이다.

이때 면역력에 어긋남이 생기면 문제가 발생한다. 보통은 체내에서 만들어지지 않는 IgE(알레르기를 일으키는 면역글로불린)라고 하는 항체가 대량으로 만들어진다.

그러나 이것만으로 아토피성 피부염이 발생하지는 않는다. 이 상태는 「언제 아토피성 피부염을 일으켜도 이상하지 않은 상태」로, 동일한 알레르겐이 재차 몸 안에 들어왔을 때 IgE 항체가 반응하여 아토피성 피부염을 일으킨다.

정확하게 작동하는 면역은 우리들의 건강을 지켜주는 아군이다. 다만 그 작동방법이 잘못되면 아토피성 피부염 등의 알레르기를 일으킨다.

그러면 어떻게 알로에 베라가 아토피성 피부염에 효과를 발휘하는 것일까?

— 알로에 베라의 면역을 조정하는 작용

이것이 대답이다. 현실적으로 아토피성 피부염에 효과를 나타낼 때 이외의 설명은 필요 없다.

중요한 것이기 때문에 반복한다.

— 면역력이 약해져 있을 경우, 알로에 베라는 면역력을 조정하여 우

리들의 건강과 생명 유지를 꾀한다. 암 등의 경우가 여기에 해당된다. 거꾸로 면역력이 너무 강한 경우나 작동방향이 어긋나 있는 경우, 알로에 베라는 면역력을 정상적인 모습으로 돌려놓는다. 알레르기가 원인인 아토피성 피부염 등에서는 이러한 작용에 의해 면역력이 정상적으로 되어 증상이 가볍게 된다

아토피성 피부염에서는 피부의 보호막 기능의 저하도 하나의 원인으로 생각된다.

그러므로 청결한 피부를 유지하기 위한 입욕, 자극이 적은 비누의 사용, 보습제의 사용 등을 잊지 않도록 해야 한다. 의사와 잘 상담하고, 스테로이드제를 올바르게 사용하는 것 또한 중요하다.

「메타포」에도 효과를 발휘한다

노화 방지작용을 가진 알로에 베라…….

고운 피부・미용작용에 기막히게 좋은 알로에 베라…….

활성산소를 소거, 건강을 유지시켜 주는 알로에 베라…….

면역력을 조정하고, 질병으로부터 지켜주는 알로에 베라…….

지금까지 말한 바와 같이 이것만으로도 알로에 베라의 매력은 충분하고도 넘칠 정도이다. 그러나 알로에 베라의 작용・효과는 이것뿐만이 아니다.

각국의 연구자에 의해 알로에 베라의 놀랄 만한 다양한 작용과 효과가 보고되고 있다. 이러한 것에 대해서는 제3장 이후에 소개드리겠지만, 여기서는 특히 메타볼릭 증후군(대사이상)에 대한 효과에 대하여 서술해 두고자 한다.

"당신 메타포(메타볼릭 증후군) 괜찮아?"

"그 뱃살, 메타포가 아닌가?"

이러한 대화가 왔다 갔다 할 정도로 지금은 메타볼릭 증후군(대사이상)이라는 말이 유명하여졌다. 2008년 4월에 스타트한 「메타포 건강진단」에서는 40세부터 74세까지의 국민을 대상으로 생활습관병의 예방・개선 작업을 시도하였지만, 실제 그 내용은 별로 상세하게 알려져 있지 않다.

— 하나하나는 가볍더라도 위험한 요소가 몇 개 쌓이면 동맥경화를 일

으키기 쉽게 된다. 특히 비만을 전제조건으로 혈당치, 중성 지방치, 혈압이 포인트이다

이것이 메타볼릭 증후군에 대한 생각이다.

동맥경화는 고혈압의 원인이 된다. 또 심장의 질병(협심증, 심근경색), 뇌의 혈관장해(뇌경색, 뇌출혈) 등 생명과 관계있는 질병에 걸리기 쉽게 된다.

— 동맥경화의 범인은 LDL 콜레스테롤(나쁜 콜레스테롤)

지금까지는 이렇게 생각하였다. 그러나 이 외에도 동맥경화를 일으키는 요인이 여러 가지가 있을 것으로 생각된다. 그 결과로서 나온 것이 메타볼릭 증후군이라는 생각이다. 이와 관련하여 「메타볼릭」이란 「대사(代謝)」라는 의미이다.

알로에 베라는 메타볼릭 증후군의 불안을 없애준다. 알로에 베라에는 다음과 같은 기막히게 좋은 기능이 확인되어 있기 때문이다.

① **혈당치를 정상으로 만든다.**
② **중성 지방치를 정상으로 만든다.**
③ **혈압을 정상으로 돌아오게 한다.**

이러한 3가지 기능도 우리들의 세포와 신체를 정상적인 상태로 유지하려고 하는 알로에 베라의 작용이다. 주목하고 싶은 포인트는 이러한 3가지 기능이 바로 메타볼릭 증후군의 위험한 3가지 요소를 제거하는 작용이라는 것이다.

— 알로에 베라를 섭취하면 메타포의 위험한 3가지 요소를 제거한다

결론은 이렇지만, 첨언하면 알로에 베라는 다이어트에도 효과적으로 작용한다. 메타볼릭 증후군이 되는 전제조건은 비만(내장지방)으로 알로에 베라의 다이어트 효과는 이 전제조건을 제거하는 것이다.

◆ 메타볼릭 증후군의 진단 기준

◆ 내장 지방축적

허리둘레 직경 남성 85 cm 이상 + 이하 중 2항목 이상
여성 90 cm 이상

(남여 모두 내장 지방면적 100 cm^2 이상에 상당)

◆ 혈청 지질이상

트리글리세라이드(중성지방) 치 150 mg / dl 이상
HDL 콜레스테롤치 40 mg / dl 미만
중 어느 것이든가, 또는 둘 다

◆ 혈압 고치

최고(수축기) 혈압 130 mmHg 이상
최저(확장기) 혈압 85 mmHg 이상
중 어느 것이든가, 또는 둘 다

◆ 고혈당

공복시 혈당치 110 mg / dl 이상

◆ 당신은 괜찮은가? (자가진단표)

허리둘레	혈청지질		혈 압	혈당치
	트리글리 세리드치	HDL콜레 스테롤치	최고 mmHg 최저 mmHg	
cm	mg/dl	mg/dl		mg/dl
CHECK	CHECK		CHECK	CHECK

— 알로에 베라로 효과적인 다이어트를 하면 메타포의 전제조건이 사라진다

메타포의 전제조건이 사라지면 어떻게 될까? 지금 메타볼릭 증후군에 해당된다고 하여도 메타포와 이별할 수 있게 된다.

메타포가 되지 않기 위해서도 또는 메타포와 이별하기 위해서도 알로에 베라의 기능은 절대로 무시할 수 없다.

「나는 메타포가 아닌가?」

이러한 불안을 느끼시는 분은 앞 페이지의 기준을 참고로 자가진단을 하여 보도록 하자.

- 칼럼 -

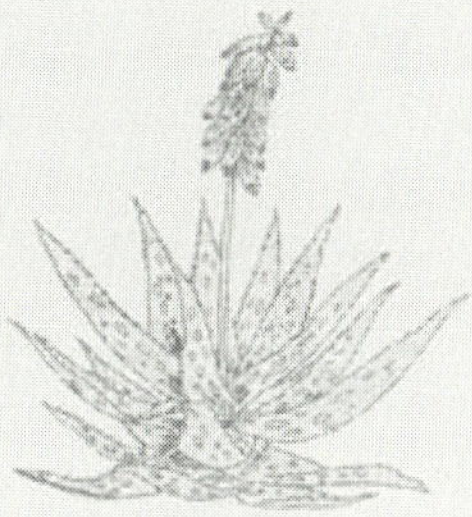

알렉산더 대왕과 알로에 베라

알로에 베라는 찰과상이나 창상에 발군의 효과를 발휘하는데, 알렉산더 대왕은 그 효과를 잘 알고 있었던 것 같다.

마케도니아 왕으로서 알렉산더 대왕의 재위기간은 13년 정도였다. 그렇게 긴 기간은 아니었지만 그 사이에 그리스, 페르시아, 인도 북서부 등을 제압하고, 마케도니아 제국을 만들었다. 동서 문화를 교류시켜 헬레니즘 문화 발전에 크게 기여하였으므로 "대왕"이라는 칭호를 붙여 부르게 되었다.

대왕에게 알로에의 지식을 전수한 사람은 젊은 알렉산더의 가정교사로 일한 그리스의 철학자 아리스토텔레스였다고 알려지고 있다.

동양 정복을 개시하기 전, 알렉산더 대왕은 아리스토텔레스의 권유에 따라 동 아프리카 해안 앞바다의 소고트라 섬을 정복하였다. 정복 목적은 병사들의 상처를 조치하는데 충분한 알로에 베라를 확보하기 위한 것이었다.

제2장

파워의 비밀은 다양한 유용성분에 있다

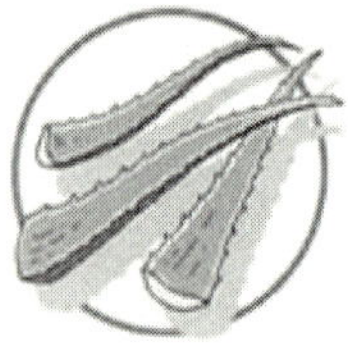

유용성분은 200종류에 달한다

제1장에서 다소의 연구 성과를 곁들여 알로에 베라의 효과를 소개하였다.

현재까지 알로에 베라에는 **약** 200**종류에 달하는 유용성분**이 확인되었다. 다음 페이지 표에는 「아미노산류 · 유기산류」라든가 「미네랄」로 간단히 나타나 있지만, 알로에 베라에는 많은 비타민류, 미네랄류가 함유되어 있다.

① 필수 아미노산류(인체 내에서 만들 수 없는 아미노산) …… 트립토판, 류신, 이소류신, 라이신, 페닐알라닌, 메치오닌, 트레오닌, 발린, 히스티딘

② 비필수 아미노산류(인체 내에서 만들 수 있는 아미노산) …… 글루타민산, 아스파라긴산, 아르기닌, 시스틴, 티로신, 글리신, 알라닌, 세린, 프롤린 등

③ 비타민류 …… A, B_1, B_2, B_3, B_6, B_{12}, C, E, M(엽산) 등

④ 미네랄류 …… 칼슘, 칼륨, 철, 망간, 크롬, 마그네슘, 나트륨, 아연, 인, 게르마늄 등

⑤ 효소류 …… 셀룰라아제, 아밀라아제, 카탈라아제, 리파아제, 옥시다아제, SOD 등

이들 성분을 보고 감탄하는 분도 많을 것이다. 알로에 베라에 함유되어 있는 영양소나 유용성분의 내용을 처음 알게 되었을 때 저자도 감

◆ 알로에 베라의 주요 성분과 작용 ◆

성분명		작 용
저분자물질	알로인(발바로인)	고미건위(苦味健胃), 완하, 사하작용
	호모나탈로인	고미건위(苦味健胃), 완하, 사하작용
	알로에 에모딘	완하작용(緩下作用)
	알로에 울신 (유산마그네슘)	항궤양작용
	알로에신	항균작용, 타이로시나제 저해작용 (미백효과)
	알로미친	항종양작용
	사포닌	항균작용
	방향성 성분	방향정유(芳香精油), 진정작용
	아미노산류・유기산류	멜라닌 형성 저해작용(미백효과)
	미네랄	멜라닌 형성 저해작용(미백효과)
	옥살산칼슘	칼슘 소재
고분자물질	다당류 (당단백질함유 점액질)	항종양작용 등
	효소류	항염증작용

● 저분자물질은 아미노산, 설탕(포도당) 등.
고분자물질은 아미노산으로 구성된 단백질, 전분 등.
八木 晟著 「アロエは効く」(主婦の友社刊) 등에서 인용

탄하였다.

알로에 베라 성분에 대한 연구의 역사는 오래 되어 1908년까지 거슬러 올라가게 된다.

최초에는 하제 성분에 대한 연구가 대부분이었지만, 1956년 하제 성분의 정체가 발바로인(알로인)인 것이 확인되었다.

알로인은 녹색 껍질부분에 함유되어 있으며, 일본이나 아메리카의 약국방에도 하제, 위를 정상으로 만들어 주는 건위제(健胃劑), 통경제(通經劑)로서 의약품으로 사용되고 있다.

이와 같이 알로인은 의약품이므로 취급에 주의할 필요가 있다. 알로에 베라를 가공하지 않고 생것으로 사용할 때, 알로인을 함유하는 껍질부분은 제거하고 이용하는 편이 안심할 수 있다.

단, 건강식품으로서 판매되고 있는 알로에 베라 제품에는 알로인을 제거하는 처리가 되어 있다.

- 칼럼 -

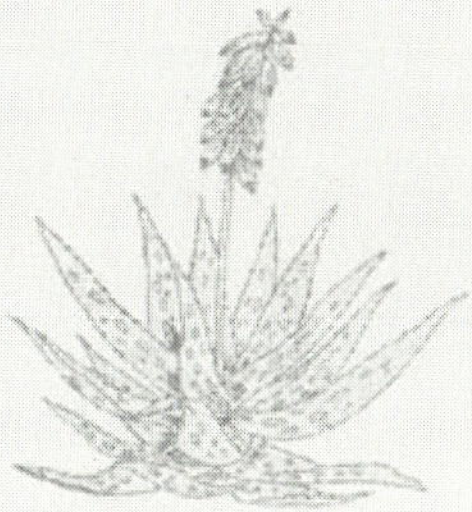

실크로드 경유하여 일본에 전해진 알로에

알로에는 실크로드를 경유하여 유럽으로부터 중국에, 그리고 일본에 전해졌다고 생각할 수 있다.

전해져 오는 사이에 아라비아어인 「alloeh」가 「aloe」로 변하고, 중국어인 「lu・weh」라는 발음에 맞추어 「노회(盧薈)」라고 사용, 일본에서도 그렇게 불러오게 되었다.

그 시기는 鎌倉時代라고도 하고, 江戶時代라고도 일컬어지고 있지만 확실하지 않다. 또 네델란드인 설과 포르투갈 선교사설이 있으나 이것도 확실하지는 않다. 그러나 江戶時代에는 알로에가 사람들의 눈에 띄게 되었던 것 같다.

박물학자로서 본초학자이기도 한 貝原益軒의 ≪大和本草(1709년)≫에는 「그 맛이 쓰고, 나쁜 냄새가 나기 때문에 벌레를 죽인다」고 되어 있다. 또 江戶 중기의 본초학자인 小野蘭山이 쓴 ≪本草綱目啓蒙(1803년)≫에는 「나무의 지액응취색(脂液凝聚色)은 검고, 조청 같다. 그런고로 '노회'라고 이름 붙임」라고 쓰여 있다.

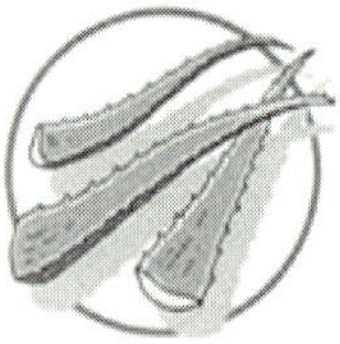

「생명의 사슬」을 연결하는 영양소가 대부분 함유되어 있다

앞의 항에서 알로에 베라에 함유되어 있는 많은 유용성분에 대하여 이야기 하였다. 이러한 유용성분을 포함한 영양소에 저자는 특히 주목하고 있다.

우리들에게는 몸 안에서 만들어지지 않거나, 비축되지 않는 46종류의 필수영양소가 있다. 그 필수영양소가 손을 잡고 건강을 지키는 모양을 아메리카의 영양학자 **로쟈 · 윌리암스 박사는 「생명의 사슬」**이라고 불렀다.

「인간의 신체에 필요 불가결한 필수영양소는 46종류(비타민 18종류, 미네랄 20종류, 아미노산 8종류)이다. 이들 필수영양소는 서로 밀접하게 연관되어 하나의 사슬과 같이 연결되어 있어 어느 영양소 하나가 부족하여도 사슬은 거기서 끊어져 버린다」

이것이 윌리암스 박사가 생각한 「생명의 사슬」의 중요한 포인트이다. 박사는 이렇게도 이야기하고 있다.

「당신의 신체는 당신이 먹은 것, 마신 것 이외로부터는 어느 것 하나도 만들 수 없다. 이것은 학문적으로도 진실이다」

결국 우리들이 입으로 먹는 것, 마시는 것이 우리들의 건강을 좌우한다고 하는 것이다.

거꾸로 말하면 이렇게 된다.

— 한쪽으로 치우친 영양섭취 방법이 생활습관병을 비롯한 질병의 근

원이다

필요한 영양을 올바르게 섭취함으로써 질병을 예방하고, 건강을 지킬 수 있다. 질병에 걸렸어도 필요한 영양을 섭취하게 되면 나쁜 상태에서 벗어나 건강에 가까이 갈 수가 있다.

우리들은 필수영양소를 식품으로부터 섭취한다. 필수영양소가 부족하면 「생명의 사슬」이 끊어져 차츰 건강이 나빠지고, 머지않아 질병에 걸리게 된다.

— 건강하게 지내는 것, 그리고 질병으로부터 한시바삐 벗어나 건강에 가까이 가기 위해서는 식품으로부터 46종류의 필수영양소를 올바르게 섭취하여 「생명의 사슬」을 매끈하게 연결하는 것이 중요하다. 알로에 베라에는 이 「생명의 사슬」을 연결하는 46종류의 영양소가 대부분 함유되어 있다

「생명의 사슬」을 이어주는 46종류의 필수영양소를 대부분 함유하고 있는 알로에 베라는 정말로 「이상적인 식품」이라고 말할 수 있다.

알로에 베라를 섭취하면 세포가 건강하게 되고, 조직이 건강해지고, 신체 전체가 힘이 넘쳐흐르게 된다. 이것이 「진정한 건강」이며, 「우리들 본래의 모습」이다.

그리고 이 「진정한 건강」은 우리가 약간의 노력을 함으로써 손에 넣을 수 있다.

◆ 알로에 베라 등에 함유된 「생명의 사슬」을 연결하는 46가지 영양소

18종류의 비타민과 그 작용

1 비타민 A(레티놀)
시각기능 및 면역력의 유지, 피부・점막을 건강하게 보존하고, 성장을 촉진한다.

2 비타민 B_1(티아민)
당질의 대사, 신경계와 근육, 심장의 기능을 유지한다.

3 비타민 B_2(리보플라빈)
지질의 대사, 건강한 피부・털・점막을 만든다. 암이나 노화를 예방하고, 안정피로의 경감

4 비타민 B_3(니아신)
피부를 건강하게 유지하고, 혈행을 좋게 한다. 두통・냉증의 예방, 소화계의 건강을 유지한다.

5 비타민 B_5(판토텐산)
면역력을 높인다. 지질・당질의 에너지로 전환, 스트레스에 지지 않는 힘을 기른다.

6 비타민 B_6(피리독신)
단백질의 대사, 건강한 피부・털・치아를 만든다. 면역력을 유지하고, 성장을 촉진한다.

7 비타민 B_{12}(코발라민)
신경계의 기능 유지, 빈혈 방지, 성장촉진, 눈의 피로회복

8 이노시톨(비타민 B군)
지방간이나 동맥경화 예방, 콜레스테롤치를 낮춘다. 털의 건강을 유지한다.

9 콜린(비타민 B군)
지방간을 방지, 동맥경화를 예방한다. 기억력을 높이고, 혈압을 낮춘다.

10 비타민 C(아스콜빈산)
면역력을 높이고, 감기를 예방한다. 콜레스테롤을 낮추고, 탄력 있는 피부를 만든다.

11 비타민 D(칼시페롤)
칼슘과 인이 흡수되기 쉽게 하여 주는 작용, 뼈의 형성을 촉진하고, 치아의 발육촉진

12 비타민 E(토코페롤)
노화방지, 혈관을 확장한다. 혈압을 낮추고, 동맥경화를 예방한다.

13 비타민 F(불포화지방산)
동맥에 콜레스테롤 침착을 방지하고, 피부・털의 건강을 유지한다. 포화지방산의 연소

14 비오틴(비타민 H)
피부・털의 건강을 유지하고, 백발・탈모를 예방한다. 근육통의 완하, 지질・단백질의 대사

15 비타민 K(필로퀴논)
적절한 혈액의 응고를 촉진하고, 칼슘을 뼈에 침착시킨다. 골다공증의 예방

16 엽산(비타민 M)
빈혈과 구내염을 예방하고, DNA·RNA 합성에 깊이 관여한다. 성장을 촉진한다.

17 비타민 P(후라보노이드)
비타민 C의 작용을 돕는다. 모세혈관을 강화하고, 고혈압을 예방한다.

18 기타 비타민 유사 작용물질
※이것에 대해서는 여러 가지 설이 있어, 현 단계에서는 특별히 단정할 수 없음

20종류의 미네랄과 그 작용

19 칼슘(Ca)
건강한 뼈와 치아를 만든다. 심장의 기능을 정상으로 유지하고, 불면증을 완화한다.

20 마그네슘(Mg)
뼈를 건강하게 한다. 정신의 안정을 유지하고, 근육·심장의 작동을 정상으로 유지한다.

21 인(P)
건강한 뼈·치아를 만든다. 지질·당질의 대사를 돕고, 근육의 기능을 유지한다.

22 나트륨(Na)
세포 외액의 기능을 높이는 삼투압·혈압을 조정한다. 신경전달을 부드럽게 한다.

23 칼륨(K)
혈중의 산과 알칼리의 밸런스를 조정하고, 혈압을 낮춘다. 신경전달을 부드럽게 한다.

24 리튬(Li)
자율신경조직·불수의신경조직의 기능에 관여한다.

25 크롬(Cr)
당질·지질 대사에 관여한다. 고혈압을 예방한다.

26 철(Fe)
전신에 산소를 공급하고, 빈혈을 예방한다. 피로를 방지하고, 저항력을 기른다.

27 구리(Cu)
철의 흡수를 높인다. 빈혈을 방지하고, 피부·뼈·혈관을 강화한다.

28 망간(Mn)
뼈의 형성을 촉진하고, 인슐린의 합성에 관여한다. 초조함이나 피로를 완화한다.

29 아연(Zn)
단백질의 합성에 관여하고, 성장을 촉진한다. 미각을 정상으로 유지하고, 탈모를 방지한다.

30 셀레늄(Se)
항산화작용에 의해 암을 억제하고, 노화를 방지한다. 심근경색·고혈압을 예방한다.

31 요오드(I)
피부·털·치아의 건강을 유지한다. 신진대사를 활발히 하고 지방을 태운다. 체온·맥박을 조정한다.

32 몰리브덴(Mo)
당질·지질 대사에 관여하고, 철분을 도와 빈혈을 예방한다. 요산의 대사를 돕는다.

33 바나듐(V)
지질을 대사하여 동맥경화를 예방하고, 중성 지방치를 정상으로 유지한다. 심장발작을 방지한다.

34 코발트(Co)
적혈구의 형성을 돕는다. 비타민 B_{12}의 구성원소가 된다.

35 니켈(Ni)
세포막의 구조에 관계한다. 비타민 B_1 · 비타민 B_{12}를 활성화 한다.

36 유황(S)
건강한 피부·털·뼈를 만든다.

37 염소(Cl)
단백질의 소화를 촉진하고, 위속의 산도를 조정한다.

38 불소(F)
충치를 방지하고, 뼈·치아를 건강하게 한다.

8종류의 아미노산

39 라이신
40 메치오닌
41 페닐알라닌
42 류신
43 이소류신
44 발린
45 트레오닌
46 트립토판

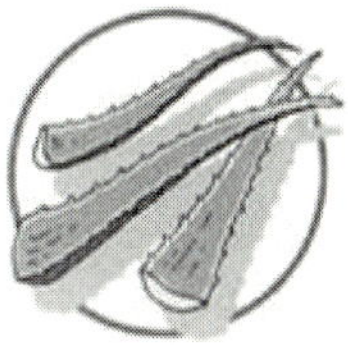

동물성 식품에만 있는 비타민 B_{12}를 함유

앞의 항에서 알로에 베라에 함유되어 있는 영양소와 유용성분에 대하여 소개하였다.

알로에 베라에는 A, B_1, B_2, B_3, B_6, B_{12}, C, E, M이라고 하는 비타민류도 풍부하다. 그 중에서도 특히 저자는 비타민 B_{12}를 주목하고 있다.

「비타민 B_{12}라고 하여도 보통의 비타민 아닌가?」

아니다. 그것이 다른 것이다. 식물에서는 대단히 이례적인 비타민이다. 종래 비타민 B_{12}는 동물성 식품을 섭취함으로써 우리들 몸 안에서 합성되는 것으로 알려져 왔다. 그 때문에 비타민 B_{12}는 고기나 유제품을 통하여 섭취할 수밖에 없는 것으로만 알았다.

대학교수인 의학박사가 쓴 영양학 책에는 이렇게 쓰여 있다.

「비타민 B_{12}는 동물성 식품에만 함유되어 있기 때문에 완벽한 채식주의자는 음식물로부터 섭취하는 것이 불가능하다」

비타민 B_{12}가 부족하면 악성빈혈이나 빈혈, 신경과민증, 소화불량, 식욕부진과 같은 증상이 나타난다.

그렇게 되면 일체의 동물성 식품을 먹지 않는 채식주의자는 어떻게 될까?

「비타민 B_{12}가 만들어지지 않기 때문에 전원이 악성빈혈 등으로 고생하게 된다」

그러나 채식주의자들이 모두 악성빈혈일 리는 없다. 채식주의자가 더

건강한 경우도 있다.

여기에 주목한 한 사람의 학자가 있었다. 그가 캘리포니아 대학 의학부 내과의 아놀드 포크스 교수였다.

포크스 교수는 바로 채식주의자에 대한 조사를 시작하였다. 조사결과 특히 몸의 상태가 좋은 사람들에게서 하나의 공통점을 발견하였다.

— 몸의 상태가 좋은 사람들은 알로에 베라를 생잎으로 먹든가 착즙한 것을 마시고 있었다

포크스 교수에게 이것은 놀라운 발견이었을 것이다. 그래서 그 비밀을 찾기 위해 그는 알로에 베라의 성분을 분석하여 보았다.

— 알로에 베라에서 비타민 B_{12}를 발견!

이러한 성분분석 결과 동물성 식품에만 있는 것으로 알려졌던 비타민 B_{12}가 발견되었다. 알로에 베라 겔에는 식물에서는 볼 수 없는 비타민 B_{12}가 함유되어 있었다.

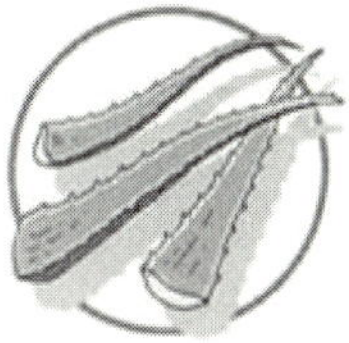

알츠하이머성 인지증(치매)이나 악성빈혈에도 효과가 있다

앞의 항에서 알로에 베라의 비타민 B_{12}를 문제 삼은 것은 저자가 비타민 B_{12}에 특히 주목하고 있기 때문이다. 그 이유는 크게 2가지이다.

① 알츠하이머성 인지증(Alzheimer 認知症 ; 치매)에 대한 효과

② 빈혈이나 악성빈혈에 대한 효과

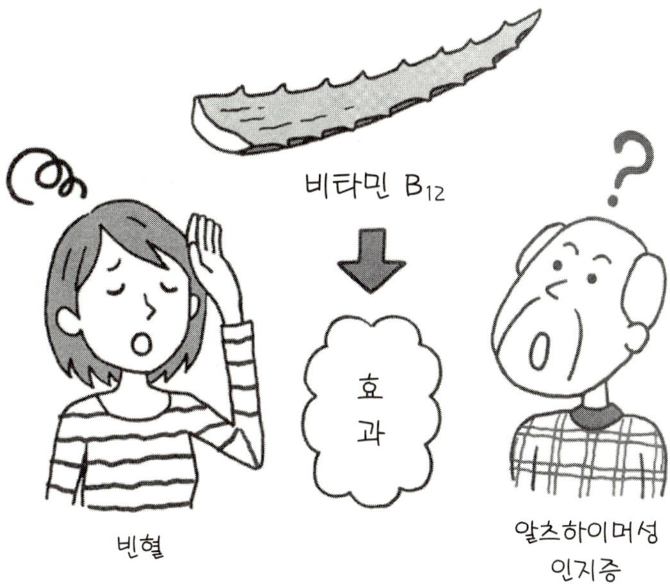

현재 일본은 고령화 사회가 문제가 되고 있다. 여기서 클로즈 업되고 있는 것이 인지증(認知症)이라고 하는 질병이다. 인지증에 걸리면 돌보는 사람이 대단히 고생하게 되고, 돌보기에 지쳐 여러 가지 비극적인 사건도 일어나고 있다.

인지증에는 알츠하이머성과 뇌의 혈관 장해형(뇌경색이나 뇌출혈)의 두 가지가 있다.

뇌 속에는 아세틸콜린이라는 물질이 있다. 이 물질은 콜린이라고 하는 비타민으로부터 만들어지지만, 알츠하이머성 인지증에는 이러한 아세틸콜린이 부족하다는 것이 알려져 있다.

여기서 하나의 실험을 소개해 보자. 이 실험에서는 인지증에 걸린 실험용 랫트에 아세틸콜린의 공급원인 난황 콜린을 급여하여 뇌 속의 아세틸콜린 농도, 랫트의 기억력과 행동을 조사하였다.

난황 콜린을 급여한 실험에서는 인지증인 랫트에 변화가 나타나지 않았다.

다음에 역시 뇌 속에서 아세틸콜린의 합성에 관여하고 있는 비타민 B_{12}를 급여하는 실험도 하였다. 실험 결과가 기대되었지만, 안타깝게도 이 실험도 변화가 없었다.

최후의 실험에서 난황 콜린과 비타민 B_{12}를 함께 급여하였다. 이렇게 하였더니 랫트의 기억력과 행동에 변화가 나타나고, 뇌 속의 아세틸콜린 함량도 증가하였다.

이상의 것들은 동물실험이었지만, 비타민 B_{12}가 뇌의 작용에 관여하고 있다는 것이 증명되었다.

— 알로에 베라에는 비타민 B_{12}와 콜린이 풍부하게 함유되어 있다. 알츠하이머성 인지증의 대책으로서 알로에 베라가 주목을 받고 있다

알로에 베라의 비타민 B_{12}에 주목하는 또 하나의 이유가 빈혈을 개선하는 작용이다.

냉증과 마찬가지로 빈혈로 고생하는 여성이 적지 않다. 알로에 베라에는 빈혈을 개선한다는 귀가 솔깃해지는 작용이 있다.

비타민 B_{12}는 헤모글로빈과 관계가 있어, 부족하면 혈액이 잘 만들어지지 않게 된다. 부족하면 이상하게 큰 적혈구가 만들어지기도 하고, 적혈구 수가 적어지기도 한다. 이것이 빈혈이나 악성빈혈로 이어진다.

일반적으로 정상적인 혈액이 만들어지기 위해서는 먼저 비타민 B_{12}가 부족한지 아닌지가 문제가 된다. 더욱이 비타민 중에서는 엽산도 관계된다.

깨끗한 혈액을 증가시키기 위해서는 미네랄류도 매우 중요하며, 특히 철분과 구리는 없어서는 안 된다. 철분은 적혈구의 헤모글로빈에 함유되어 있으며, 산소와 결합하여 우리 몸 전체로 산소를 운반한다. 그 때문에 철분 부족은 빈혈이나 두통, 냉증 등을 일으킨다.

다만 철분은 소장에서 10% 정도 밖에 흡수되지 않는다. 특히 여성은 흡수율이 나쁘기 때문에 남성의 2배 이상 섭취할 필요가 있다.

구리와 혈액의 관계는 별로 알려져 있지 않지만, 구리는 철분과 헤모글로빈을 결합시키는 중요한 역할을 하고 있다. 그 때문에 구리가 부족하여도 역시 빈혈이 일어나기 쉽다.

— 알로에 베라에는 식물에서 보기 드문 비타민 B_{12} 외에 엽산이나 철분, 구리도 함유되어 있다. 알로에 베라를 섭취하면 정상적인 적혈구가 만들어져 악성빈혈이 없어진다. 이것만으로도 신체 세포에 좋은 영향을 미친다.

우리들의 세포는 산소가 없으면 에너지가 만들어지지 않아 살아갈 수 없다. 세포에 산소를 운반하는 것은 적혈구이다. 적혈구에 문제가 있으면 세포로 운반되는 산소의 양이 매우 감소되어 세포는 기운을 잃어버린다.

그러나 비타민 B_{12} 등 알로에 베라의 영양소로 정상적인 적혈구가 만들어지고, 깨끗한 혈액도 증가한다면 어떻게 될까.

— 정상적인 적혈구가 만들어져 혈액이 깨끗해지면 세포는 튼튼해지고, 조직이나 기관도 건강하게 된다. 몸 전체에 기운이 넘쳐나고, 건강하게 생활할 수 있게 된다

알츠하이머성 인지증이나 악성빈혈의 예방이나 개선뿐만 아니라 알로에 베라에 함유되어 있는 비타민 B_{12}는 우리들의 건강에 대단히 중요한 역할을 하고 있다.

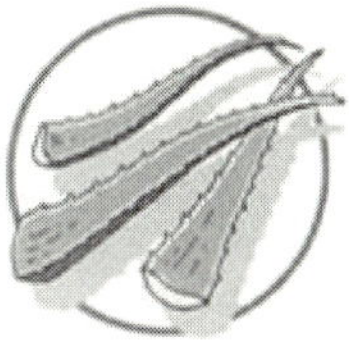

유용성분의 4번 타자, 그것이 알로에 베라의 다당체

지금까지 비타민 B_{12}를 비롯하여 알로에 베라의 영양소, 「생명의 사슬」을 연결하는 성분에 대한 이야기를 하였지만, 최근 알로에 베라의 성분으로 주목받고 있는 것이 있다.

그것이 알로에 베라에 함유되어 있는 다당체이다. 알로에 베라 겔 속에 다당체가 있는 것이 발견된 것은 1941년, 발견한 사람들은 버지니아 대학 의학부 약제과의 로에 교수그룹이었다.

「다당체라고?, 어디서 들어 본 것 같기도 한데 ……」

얼마 전에 다당체는 건강효과나 항암작용으로 각광을 받았다. 다당류에는 글리코겐, 전분, 셀룰로오스(식이섬유), 이눌린 등이 있지만, 말 그대로 다당체는 당이 많이 결합되어 있는 물질이다.

— 낫또(納豆)나 오크라(연근), 참마 등에는 끈적끈적한 성분이 있다. 이것이 다당체이며, 알로에 베라 겔의 끈적끈적한 성분도 다당체이다

알로에 베라 다당체의 대표적인 작용을 열거해 보면 다음과 같다.

① **면역력을 조정한다.**

② **혈당치를 조정한다.**

③ **세포의 작동을 조정하여 신진대사를 정상적으로 만든다.**

④ **세포의** DNA(유전자를 가지고 있는 물질)**에 작용하여 새로운 세포를 만든다.**

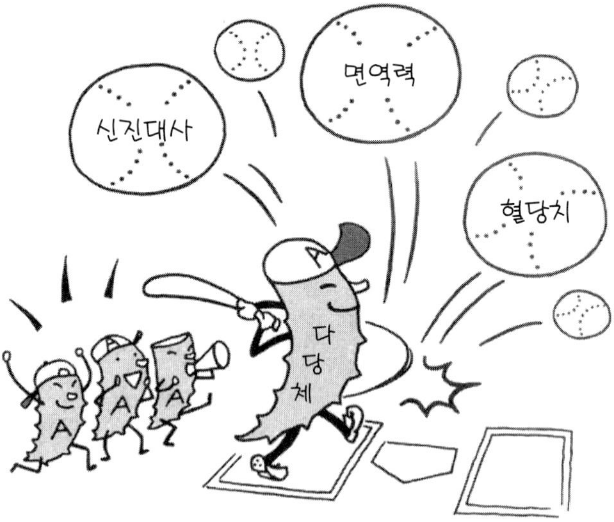

⑤ 염증부분의 열을 낮춰 잡균의 침입을 방지한다.

알로에 베라의 다당체에는 이러한 작용이나 효과 이외에도 더 많은 작용이나 효과가 인정되고 있다.

「다당체야 말로 알로에 베라의 4번 타자. 이러한 다당체가 없으면 알로에 베라의 효과는 절반으로 줄어든다」

저자는 단언할 수 있다고 생각한다.

다당체는 당이 몇 개 연결되어 있는가에 따라 종류와 성질이 달라진다.

알로에 베라의 다당체는 주로 글루코오스와 만노오스로 이루어지고, 거기에 소량의 글루쿠론산이 결합되어 있다. 이것을 밝혀낸 사람은 조지타운 대학의 로보트 교수그룹으로 1948년의 일이다.

「글루코오스라든가 만노오스, 거기에 글루쿠론산이라고 말해도 잘 모르겠다」

전문가가 아니라면 당연하다. 여기서 이러한 세 가지 물질에 대해서 간단하게 설명해 둔다.

우선 글루코오스는 우리들이 잘 알고 있는 포도당을 말하는 것이다.

포도당은 과일이나 혈액 중에 존재하며, 혈액 중의 포도당의 농도가 혈당치이다. 건강하면 혈당치는 정상적으로 유지되지만, 너무 많아지면 당뇨병이 된다.

다음 만노오스는 곤약 등에 많이 함유되어 있는 백색의 결정성 물질이다.

영양가가 없기 때문에 만노오스를 많이 함유한 곤약은 「장의 청소부」라고 일컬어진다. 다이어트에 곤약 제품이 사용되는 이유도 영양가가 없다는 점이다.

마지막으로 글루쿠론산은 간장에서 만들어지는 물질이다.

글루쿠론산은 글루코오스가 산화된 것이다. 체내의 여러 가지 독소는 이러한 글루쿠론산과 함께 해독되어 몸 밖으로 배출된다.

이와 같이 알로에 베라 겔의 다당체를 이루고 있는 물질은 어느 것이나 우리들의 몸속에서 중요한 역할을 하고 있다.

그 후 1979년, 인도의 메이솔레 대학의 고우다 교수그룹은 알로에 베라 겔의 다당체의 모습을 보다 상세하게 해명하였다.

— **알로에 베라 겔의 다당체는 아세만난이다. 평균하여 만노오스 6에 대하여 글루코오스 1의 비율로 구성되어 있으며, 거기에 아세틸기가 부분적으로 결합하고 있다**

알로에 베라 겔의 다당체는 산지에 따라 다르지만, 채취시기에 의해서도 조금 다르다. 여기서 '평균하여'라는 것은 '복수의 실험에서 얻어진 평균치'라는 의미이다.

앞에서 「다당체는 알로에 베라의 4번 타자」라고 말했지만, 물론 야구는 혼자서는 할 수 없다.

이와 마찬가지로 다당체만으로 알로에 베라의 여러 가지 기능을 나타낼 수는 없다. 다당체를 중심으로 알로에 베라에 있는 많은 영양소라든가 유용성분이 팀워크를 이루어서 작용한다.

야구에서는 벤치의 선수도 있지만, 알로에 베라에는 여분의 선수가 없다. 전원이 참가하여 우리들의 세포나 신체의 작용을 정상으로 만들며, 활력을 불어넣어 건강을 지켜주고 있다.

주목받는 「심포니 · 오케스트라 효과」

알로에 베라의 건강증진 효과는 여러 가지 영양소나 유용한 성분의 팀워크의 결과이다. 이런 저런 효과도 46종류의 필수영양소를 시작으로 200종류 이상의 다양한 성분이 있기 때문이라는 말이다.

— 알로에 베라를 섭취하면 이러한 성분은 혼연일체가 되어 세포를 움직여 세포를 튼튼하게 한다. 세포가 건강해지면 세포가 모여 있는 여러 가지 기관이나 조직, 장기들도 건강해진다

1994년, 펜실베니아 대학의 데이비스 교수는 알로에 베라의 이러한 작용을 다음과 같이 표현하였다.

— 심포니 · 오케스트라 효과

표현 방법이 멋있을 뿐만 아니라 알로에 베라의 효과가 실로 꾸밈없이 표현되었다.

알로에 베라 전엽 엑기스의 99.5%는 수분으로 다소 산성이다. 나머지 0.5%에 미네랄, 비타민, 아미노산, 다당체, 효소라고 하는 200종류 이상의 성분이 녹아 있다.

심포니라는 것은 「교향곡」이다. 심포니를 연주하기 위해서는 관악기, 현악기, 타악기 등으로 편성된 오케스트라가 필요하다.

【알로에 베라의 효과는 많은 유용성분이 조화롭게 작용】

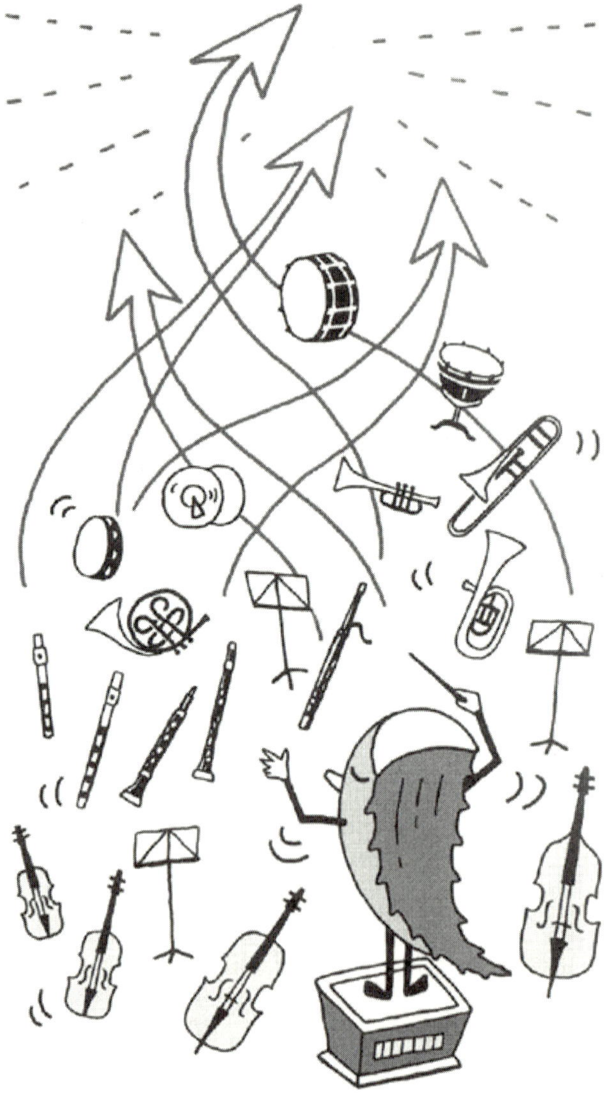

— 알로에 베라의 성분은 각 악기에 해당한다. 이러한 성분이 독특한 개성을 발휘하면서 서로 협력하여 도울 때 「풍족한 건강이라는 심포니」가 연주될 것이다

예를 들어 화상의 경우 「심포니 · 오케스트라 효과」를 생각해 보자. 화상을 입으면 피부에 붉은 반점이나 부종 등의 염증이 나타난다. 이것을 살르실산이 억제한다. 다음에 비타민 C와 다당체, 여기에 당단백질이 피부의 세포를 활성화시키고, 콜라겐의 합성 능력을 높이기도 한다. 거기에다 면역을 조절하는 성분이 피부를 수복하기도, 재생하기도 한다. 이러한 여러 가지 성분이 섬유아세포에 작용하여 화상에 대한 치유의 심포니를 연주함으로써 화상은 치료된다.

화상뿐만 아니고 알로에 베라를 섭취하면 여러 가지 성분이 치유의 음악을 연주하기 시작한다.

— 알로에 베라로 질병이 예방되기도, 치료되기도 하고, 증상이 가벼워지기도 한다. 이것은 각 성분의 치유 음악으로 세포나 조직, 기관이 튼튼해져서 본래의 정상적인 모습으로 돌아온 결과이다

이것이 알로에 베라 성분의 팀워크의 결과이며, 윌리암스 박사가 주장한 「생명의 사슬」이 잘 연결된 상태라고 할 수 있다. 이것은 또 「인간의 건강한 상태」이며, 마음과 몸 모두 매일매일을 풍요롭게 살아가는 「우리들 본래의 모습」이기도 하다.

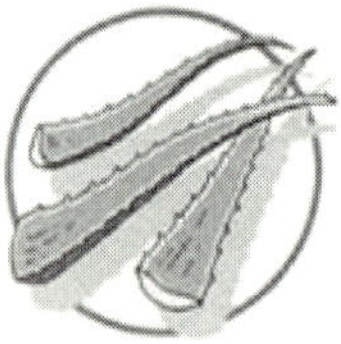

풍성한 성분은 험난한 환경에서 살아남기 위한 것이다

여기서 질문이 있다.

"왜 알로에 베라에는 많은 영양소나 유용성분이 함유되어 있는 것인가?"

이 대답이 이해가 될까?

— 험난한 환경에서 햇볕을 받으면서 살아왔다

그렇다! 바로 이것이 정답이다.

알로에 베라는 두꺼운 잎을 가지고 있다. 단면을 자르면 녹색의 표피가 반투명의 겔을 싸고 있는 것처럼 보인다. 그러나 실물은 더욱 복잡하게 되어 있다.

해면상 조직 속에 옥살산칼슘을 다량 함유한 세포가 있고, 수분이나 양분의 통로인 유관속이 있으며, 그것을 둘러싼 부드러운 보수조직(保水組織 ; 내초)을 가지고 있다.

이러한 잎의 조직은 사막이라고 하는 건조한 지역에서 살아가기 위한 지혜, 방어본능이 만들어낸 것이다.

대낮의 사막은 상상을 초월할 정도로 온도가 높다. 대낮의 더울 때 알로에 베라는 공기가 통하는 기공을 닫아 수증기나 수분의 출입을 중지시킨다. 밤이 되면 기공을 열어 수분이나 공기를 받아들인다.

보통의 식물은 주간에 광합성을 한다. 광합성이란 공기 중으로부터 받아들인 이산화탄소와 물을 사용하여 포도당이나 전분을 만드는 일이

알로에 베라 잎의 단면도

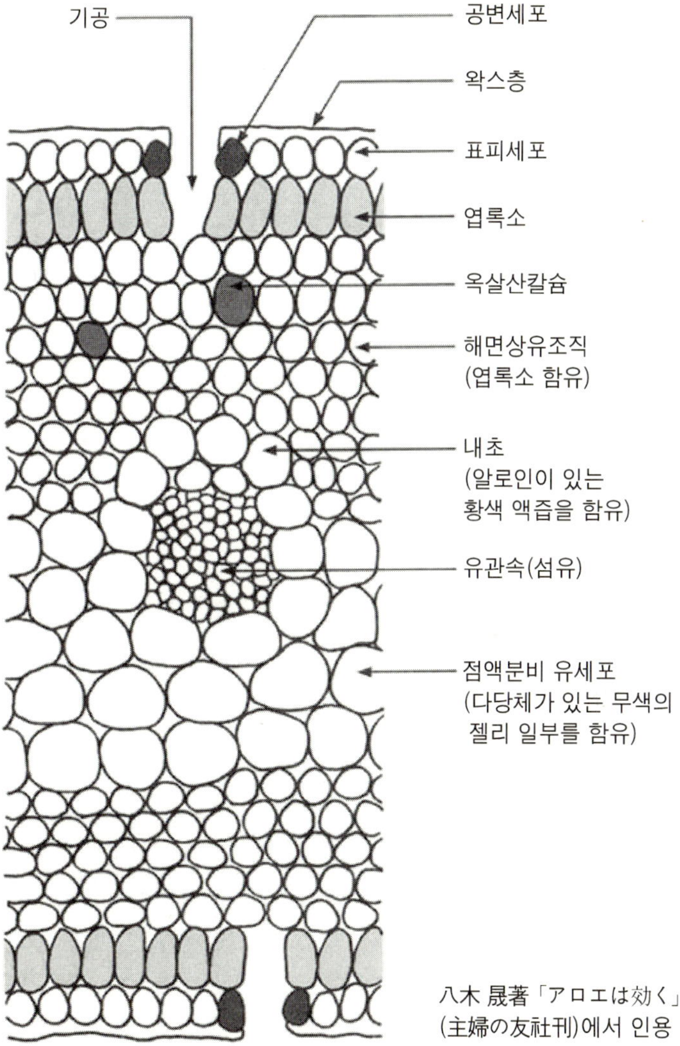

八木 晟著「アロエは効く」
(主婦の友社刊)에서 인용

다. 동시에 공기 중으로 산소를 방출한다.

그러나 주간의 알로에 베라는 수분이나 공기의 출입을 막고 있기 때문에 광합성을 할 수 없다. 알로에 베라가 공기를 받아들이는 것은 밤이기 때문에 광합성은 밤에 이루어진다.

이것만으로도 보통의 식물과는 대단히 다르지만, 광합성의 방법도 약간 다르다.

보통의 식물은 피루브산을 거쳐 포도당이나 전분을 만든다. 그러나 알로에 베라는 사과산을 경유하여 포도당이나 전분을 만든다. 이것도 어두울 때 외에는 광합성을 할 수 없는 알로에 베라 만의 살아남기 위한 전략이다.

— 알로에 베라에는 많은 영양소와 유용성분이 함유되어 있다. 이러한 여러 가지 성분으로 우리들의 건강에 도움이 되는 여러 가지 작용

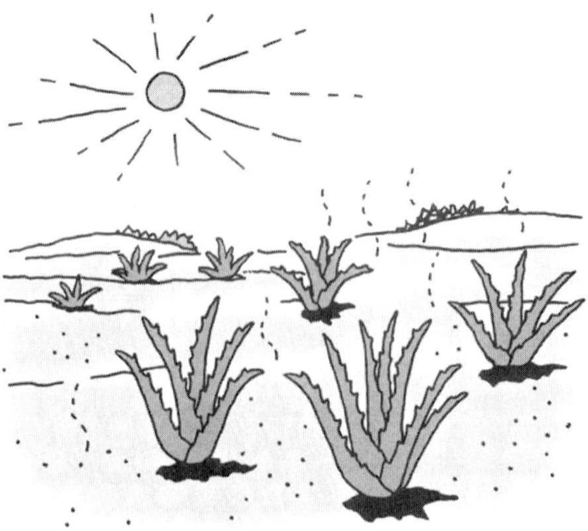

· 효과를 보여주고 있지만, 이것도 또한 사막이라고 하는 가혹한 땅에서 살아남기 위한 자위수단이다

예를 들면, 유해한 활성산소를 제거하는 성분이다.

사막에서는 강열한 태양이 비추고, 강력한 자외선이 끊임없이 내리쬔다.

자외선을 받으면 식물도 조직 속에 활성산소가 발생한다. 활성산소로부터 몸을 지키기 위하여 활성산소를 제거하는 항산화물질을 많이 함유하고 있게 되었다.

염증을 억제하기도 열을 식히기도 하는 작용도 또한 험한 환경에서 살아남기 위한 자위수단이다. 강한 일교차와 뜨거운 사막 가운데서 살아남기 위해서는 이러한 작용을 발휘하여 주는 성분을 자신의 몸속에 비축해 두는 것이라고 생각된다.

지금 세계에서 재배되고 있는 알로에 베라는 사막지의 녹화사업과 지구의 이산화탄소 감소에도 도움이 되고 있다. 정말로 '하나님의 은총'이라고 표현할 수밖에 없는 식물이다.

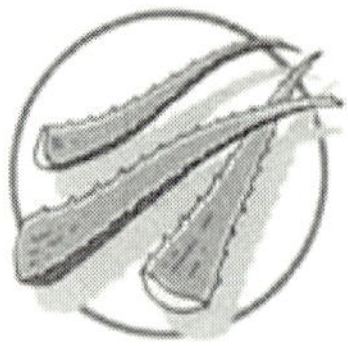

독성도 없고, 약과 달리 부작용의 불안도 없다

오랜 기간에 걸쳐 알로에 베라는 민간약으로서 아주 소중하게 여겨져 왔다. 이러한 것으로 미루어 보아 알로에 베라에는 독성이나 커다란 부작용이 없다는 것을 쉽게 상상할 수 있다.

— 독성이나 위험한 부작용이 있었다면 민간약으로서 소중히 여겨지는 일은 없었을 것이다

아메리카 남서부의 가정에는 반드시라고 해도 좋을 정도로 알로에 베라가 눈에 띈다. 정원에 심고 있는 가정이 있는가 하면 화분에 심어 가꾸는 가정도 있다.

— 키친 · 윈도우실 · 플랜트

아메리카인은 알로에 베라를 이렇게 부르며, 알로에 베라를 대단히 중요하게 여긴다. 이 말을 그대로 번역하면 「부엌의 창문 받침에 놓는 식물」이 되지만, 가족에게 무슨 일이 생겼을 때 어머니가 재빠르게 간단한 치료를 하기 위하여 사용한다.

말하자면 「가정의 구급상비약」이라고 할 수 있다. 의사에게 보일 정도가 아닌 약간의 부상이나 질병에 알로에 베라를 사용한다. 예를 들면 찰과상, 베인 상처나 화상을 입었을 때, 위장의 상태가 안 좋을 때, 변비 등에 주로 사용한다.

사용방법은 케이스 바이 케이스로 잎을 잘라 겔을 상처에 붙이기도

하고, 먹기도 한다. 알로에 베라에 부작용이나 독성이 있다면 어머니가 사용할 일도, 「키친·윈도우실·플랜트」가 될 리도 없을 것이다.

실제로 여러 가지 연구 결과로부터 알로에 베라에는 부작용이라고 부를 정도의 부작용과 독성이 없다는 것을 과학적으로 증명하였다. 이러한 연구를 한 분은 텍사스 대학의 유 교수로, 2가지 별도의 공정으로 제조된 알로에 베라 겔 분말(알로코프사 제품)을 사용하였다.

① 알로에 겔을 기계로 균일하게 파쇄 처리한 후, 동결건조 또는 분무 저온 건조하여 만들어진 분말
② 알로에 겔을 기계로 균일하게 파쇄 처리한 후, 활성탄으로 착색물을 제거, 동결 건조하여 만들어진 분말

①, ② 모두 멸균처리를 하였다. 멸균에는 여러 가지 방법이 있지만, 현재 섭씨 90℃에서 3분 30초의 고온 단시간 멸균처리가 일반적이다.

유 교수는 이러한 2가지 알로에 베라 겔 분말을 사료와 함께 실험용 랫트에게 급여하여 각각의 체중과 장기를 비교하였다.

①의 겔 분말을 급식한 랫트에서는 약간의 설사 증상이 보였다. ②의 겔 분말을 급식한 랫트에서는 설사 증상은 없었지만, 목이 마르는 현상이 나타나고, 오줌 배설량이 증가하였다.

— 어느 경우에도 그 외의 특별한 증상은 나타나지 않았고, 체중의 변화도, 장기 중량의 변화도 없었다. 이러한 실험으로부터 알 수 있듯이 알로에 베라는 특별한 부작용은 없다고 판단된다

독성에 대해서도 캘린톤사 제품의 「칼리신」이라는 제품을 사용한 랫트 실험으로 확인하였다. 칼리신은 알로에 베라 겔로부터 추출된 다당체로 73~90%가 아세만난이다.

— 아세만난은 시험관 내에서의 테스트에서 독성은 인정되지 않았다. 랫트를 사용한 칼리신 실험에서도 기관마다의 중량, 체중, 임상상

의 징후, 병리학적 검사 등에서 전혀 변화가 인정되지 않았다. 그리고 2004년 FDA(미국 식품의약품국)는 많은 독성시험 결과로부터 알로에 베라에는 독성이 없다고 보고하였다

알로에 베라에는 부작용이나 독성을 걱정할 필요는 거의 없다고 하는 것은 충분히 이해가 되리라고 생각한다.

- 칼럼 -

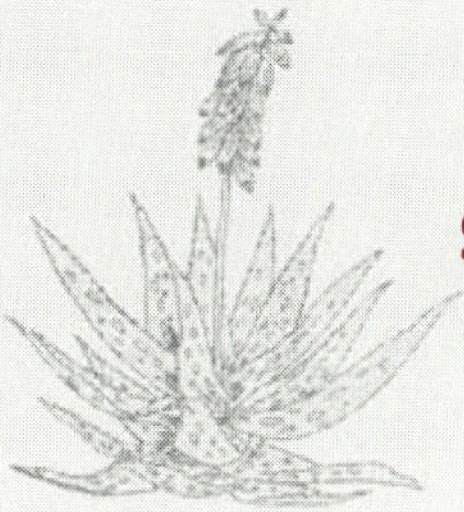

약과 달리 알로에 베라 제품은 안심하고 사용할 수 있다

약이라고 하는 것은 어떠한 약이라도 부작용이 있다. 거꾸로 생각하면 약의 효과라는 것은 성분에 의한 부작용을 이용한 것이라고도 말할 수 있다.

과학적인 연구로부터 알로에 베라 겔에는 부작용이 없다는 것, 독성이 없다는 것이 확인되었다. 건강식품으로 개발된 알로에 베라 제품도 당연히 부작용이 없으며, 독성이 없는 것은 분명하다.

부작용도 독성도 없다면 사용에 제한이 있을 수 없다. 단, 그 섭취량의 기준을 알고 싶은 분도 있을 것이다.

알로에 베라 겔 제품에는 여러 가지 종류가 있지만, 주스의 경우 1일 100밀리리터 정도를 기준으로 하면 좋을 것이다.

마시는 시간에도 제한은 없지만 심근경색, 협심증, 뇌경색, 뇌출혈은 새벽부터 기상 후 3~4시간에 많이 발병한다. 이것을 「모-닝·서-지(아침의 일격)」라고도 말하지만, 자기 전이나 기상하여 활동을 개시하기 전에 알로에 베라 겔 주스를 마시면 혈류가 좋아져 모-닝·서-지 방지에도 도움이 된다.

제3장

질병 예방과 개선에 사용하고 싶은 알로에 베라

메타볼릭 증후군으로부터 몸을 지키고 싶다

이 장(章) 이후에서는 질병이나 증상, 거기에 더해 미용에 대한 알로에 베라의 구체적인 효과에 대해서 말하려고 한다.

「알로에 베라는 메타볼릭 증후군(대사이상)의 예방과 개선에도 효과를 발휘한다」

제1장에서 이렇게 말하였다. 그 때 자가진단을 하여 보았는가? 결과는 어떠하였는가?

만약 메타볼릭 증후군에 해당되었다면 동맥경화의 위험이 곧 뒤따라올 것이라고 스스로 생각하지 않으면 안 된다. 또는 이미 동맥경화가 꽤 진행되어 질병에 한발 다가섰는지도 모른다.

후생노동성의 조사로부터 **지금 일본에는 메타볼릭 증후군(대사이상)이 강하게 의심되는 사람이 약 940만명, 예비군이 약 1,020만명 있다고 추정되고 있다. 40～74세 남성 2명 중 1명, 여성의 경우 5명 중 1명이 메타볼릭 증후군으로 강하게 의심되는 사람이거나 예비군이다.**

메타볼릭 증후군에 대해서 '메타볼릭 도미노'라는 사고방식도 등장하고 있다. 이런 사고방식을 제창한 분은 교토 대학원 의학연구과의 伊藤裕 교수이다. 도미노 쓰러짐 현상이란 잘 세워져 있는 피스가 하나하나씩 연속해서 전부가 쓰러져 가는 것을 말한다. 이와 마찬가지로 동맥경화의 진행으로 심근경색이나 협심증, 뇌경색, 당뇨병이라고 하는 질병이 계속해서 연쇄 반응적으로 발병하게 된다.

◆ 메타볼릭 증후군과 심근경색 · 협심증의 상대적 발병 리스크

출전 : Japanese Circulation Journal

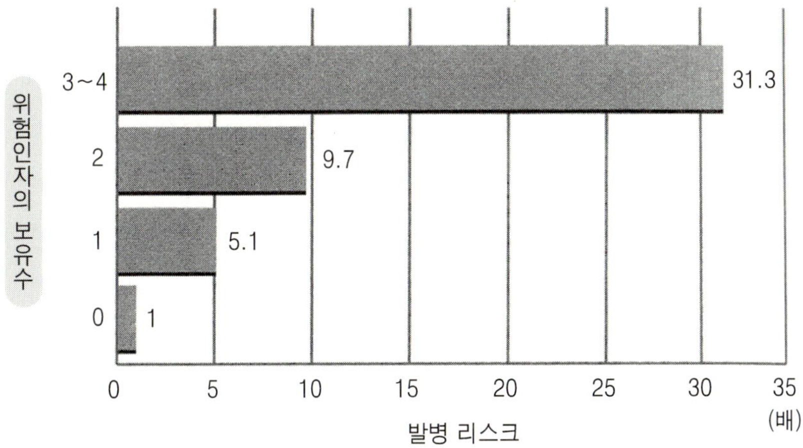

— 위험한 요소를 3가지 이상 가지고 있는 사람은 하나도 가지고 있지 않은 사람과 비교할 때, 심근경색이나 협심증에 걸릴 리스크가 31배 이상 높다

후생노동성의 조사로부터 메타볼릭 증후군에서는 이러한 무서운 결과가 나왔다.

알로에 베라는 비만, 고혈당, 고중성지방치, 고혈압이라는 위험한 요소에 효과를 발휘한다. 상세한 것은 이 책의 각 항목을 참고하도록 하고, 다만 알로에 베라는 메타볼릭 증후군으로부터 몸을 지키는 매력적인 소재라고 이해하여 주기 바란다.

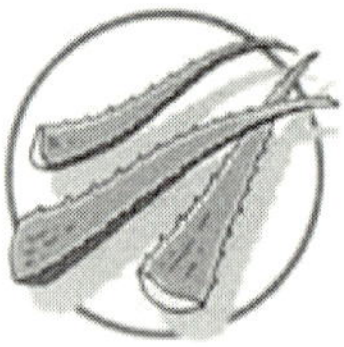

암의 위험을 감소시키고 싶다

암은 3대 생활습관병 중에서 가장 무서운 질병이다. 여러 가지 암이 있지만 매년 30만 명 이상이 암으로 사망하고 있다.

제1장의 「면역력의 조정」의 항에서 설명한 바와 같이 알로에 베라에는 면역력을 조정하여 암에 대항하는 작용이 확인되고 있다.

① 직접 암세포를 공격하는 효과
② 면역력을 조정하여 결과적으로 암세포를 공격하는 효과
③ 멜라토닌과 병용함으로써 진행성 전이암 환자의 수명을 연장시키는 효과

이러한 3가지 작용 중 특히 ②의 작용이 주목받고 있다.

「우리들의 몸속에서는 1일 3,000~6,000개의 암세포가 생기고 있다」

노벨상 수상자인 오스트레일리아의 바네트 박사는 이렇게 말하고 있다.

3,000개 또는 6,000개 암세포 중 1개라도 살아남으면 어떻게 될까. 머지않아 증식하여 암을 일으킨다.

이 정도의 암세포가 생겨도 암에 걸리지 않는 사람도 있다. 암에 걸리지 않는 사람은 정상적으로 작용하는 면역부대가 생겨난 암세포를 계속해서 공격해 주기 때문이다.

암은 하루아침에 커지는 것은 아니다. 발견되기까지 상당한 시간이

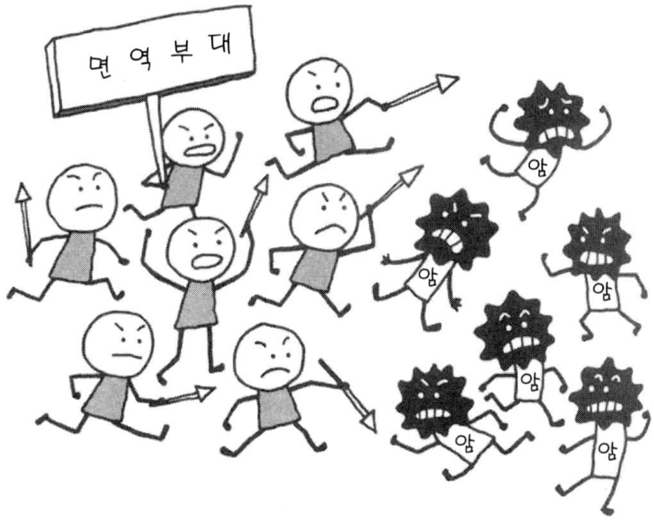

걸린다.

몸 상태가 이상하면 진찰을 받아 암으로 진단되거나, 인간 도크 등에서 **암이 발견되는 것은 보통 암세포의 크기가 1cm, 세포의 수로 10억개가 되어서부터이다.** 이만큼의 암세포가 만들어지기까지에는 거의 15~**20년 걸린다.**

어떤 암이라도 최초에는 살아남은 1개의 암세포로부터 시작한다.

— 암에 걸리지 않기 위해서는 1개의 암세포를 놓치지 말 것. 그러기 위해서는 평소부터 면역력을 정상적으로 조정하고, 면역력이 정확히 작용하도록 하여 둘 것

알로에 베라의 항암효과는 항암작용이 있는 물질 이외에 풍부한 영양소의 효과도 간과할 수 없다.

영국의 어느 병원에서는 철저한 영양관리 하에 대량의 야채주스, 비

타민, 미네랄 등을 적극적으로 섭취시킴으로써 암 치료에 효과를 발휘하고 있다.

— 암은 기본적으로는 영양대사의 혼란 때문에 발생한다. 영양이 흐트러지면 면역력이 저하되어 암이 발생하기 쉬운 신체 환경으로 되기 때문에 암이 발생한다

이것이 이 병원의 생각으로 말기 암 환자에게도 영양대사의 혼란을 방지하기 위하여 대량의 야채주스 등으로 정상화하여 암을 극복하게 하였다.

이런 조치는 암 예방에 대단한 의미를 갖고 있다. 유용성분을 가득 함유한 알로에 베라 주스를 섭취시키면 영양의 흐트러짐이 정상으로 돌아온다. 그것으로 면역력이 정상으로 조정되어 암을 예방할 수 있을 뿐 아니라 암을 치료하는 것도 가능하다.

알로에 베라의 항암작용 연구는 아직 초기 단계일 뿐이다. 메커니즘의 해명에는 얼마나 시간이 걸릴지 모르지만, 앞으로의 연구 성과에 기대를 걸어본다.

당뇨병의 예방과 개선에 사용하고 싶다

지금 일본에서는 **당뇨병 환자가** 700**만 명, 예비군이** 700**만 명 있다**고 한다. 앞의 메타볼릭 증후군(대사이상)의 항에서 설명한 바와 같이 높은 혈당치는 메타볼릭 증후군의 위험요소의 하나이기도 하다.

당뇨병은 혈액 속에 포도당이 정상 이상으로 증가하는 질병이다. 당뇨병에 인슐린이라고 하는 호르몬이 깊이 관여하고 있다는 것은 잘 알려져 있는 사실이다.

인슐린은 췌장의 랑게르한스섬으로부터 분비되어 혈액 중의 포도당이 세포 속으로 운반될 때에 작용한다. 건강한 사람이라도 식후에는 혈당치가 올라가지만, 인슐린의 작용으로 1～2시간 정도 지나면 원래의 혈당치로 돌아간다.

— 췌장으로부터 분비되는 인슐린이 적어지든가, 세포가 포도당을 잘 받아들이지 못한다든가 하면 혈액 중의 포도당이 증가한다. 이것이 당뇨병의 정체이다

당뇨병의 치료에는 인슐린을 주사로 투여한다. 정말로 전형적인 대증요법(對症療法)이긴 하지만 계속 인슐린을 투여하면 차츰 인슐린의 효과가 약해져 인슐린의 양을 점점 늘리지 않으면 안 된다. 당뇨병에는 근본적인 치료법이 없다…….

이것이 현대의학의 현실이지만, 실은 알로에 베라가 당뇨병에 효과가 있다고 보고되고 있다. 그 중에는「중병의 당뇨병 환자가 치료되었다」

라는 보고도 들어오고 있을 정도이다.

당뇨병에 알로에 베라의 효과를 최초로 증명한 것은 한국 굴지의 여자 명문대학인 이화여자대학 약학부 윤재순 교수그룹이다. 1983년 윤 교수그룹은 인슐린을 만드는 췌장조직을 파괴한 랫트를 사용하여, 알로에 베라의 당뇨병에 대한 효과를 실험하였다.

실험은 실험 랫트에 알로에 베라를 경구로 급여하였다. 그 결과는 다음과 같이 놀랄 만한 것이었다.

① 인슐린의 분비량이 평균 18% 증가하였다.
② 혈당치가 평균 21%나 저하되었다.
③ 간 중의 글리코겐이 최고 21%나 증가하였다

이러한 결과로부터 다음과 같이 결론지을 수 있다.

① 인슐린의 분비가 증가하였다는 결과로부터 알로에 베라는 췌장의 작용을 정상으로 만들었다.
② 혈당치가 저하하였다는 것과 간의 글리코겐이 증가하였다는 결과로부터 당을 받아들이는 세포도 정상으로 작동하게 되었다.

그 후에도 당뇨병에 관한 알로에 베라의 효과는 계속해서 보고되어지고 있다. 그 하나로 1986년 사우디아라비아의 간남 교수그룹의 보고가 있다.

연구에 협력한 사람은 5명의 당뇨병 환자로, 5명 중 3명은 알로에 베라 건조분말을 물에 녹여서 마시고, 2명은 1컵의 알로에 베라를 식사와 함께 섭취하였다. 섭취기간은 14주였다.

그리고 알로에 베라를 섭취하였을 때와 섭취하지 않았을 때를 비교하였다. 비교한 것은 공복 시의 인슐린치, 혈당치, HbA_1c 농도, 체중의 4개 항목이었다.

HbA_1c는 적혈구를 실마리로 혈당치를 알 수 있는 하나의 수치이다.

◆ 당뇨병에 대한 알로에의 효과

알로에 투여 전 공복시					알로에 투여 후 공복시			
환자	체중 (kg)	혈당치(μ u/mℓ) (FSG)	인슐린	HbA_1c (%)	체중 (kg)	혈당치(μ u/mℓ) (FSG)	인슐린	HbA_1c (%)
A	68	307 mg/dl	-	-	67	106 mg/dl	-	-
	68	304 mg/dl	23	11.6	68.2	116 mg/dl	25	7.5
B	64.5	189 mg/dl	34	10.1	64.5	104 mg/dl	40	7.9
	64.5	198 mg/dl	32	9.1	68	67 mg/dl	35	6.7
C	58.1	300 mg/dl	-	-	59	177 mg/dl	-	-
D	-	234 mg/dl	-	-	-	170 mg/dl	-	-
E	98.6	331 mg/dl	-	11.6	99.2	210 mg/dl	-	10.9
FSG 평균 273±25 (SE) mg/dl HbA1c 평균 10.6%					→평균 151±23 mg/dl, P<0.001 →평균 8.2%			

※ -는 체중의 변화 없음, 부작용 없음을 표시함.

일반적인 혈당치의 측정으로는 짧은 기간의 값밖에 알 수 없다. 그러나 적혈구의 수명은 약 50일이기 때문에 HbA_1c에서는 채혈 전 1~2개월의 혈당의 평균치를 알 수 있다.

위의 표에서 보는 바와 같이 이 연구로부터도 알로에 베라의 당뇨병에 대한 효과를 알 수 있다.

1966년에는 태국의 마이톨 대학 의학부의 용구츄이유다 의사그룹의 연구가 보고되었다.

연구의 대상은 건강한 사람 36명과 당뇨병 환자 36명이었다. 이들 72명에게 아침과 저녁 취침 전에 1컵씩 알로에 베라 주스를 마시게 하였다.

그렇다면 알로에 베라 겔과 알로에 베라 주스는 무엇이 다른가?

① 알로에 베라 겔 …… 알로에 베라의 겔(엽육)이 100%인 것
② 알로에 베라 주스 …… 알로에 베라 겔이 50～100% 미만인 것

두 가지 사이에는 이러한 차이가 있다.

이야기를 용구츄이유다 의사그룹의 연구로 돌아가자.

이 연구에서 알로에 베라 주스를 마신 기간은 6주간으로, 그 후의 6주간을 추적 조사하였다. 조사된 항목은 공복 시의 혈당치, 중성 지방치, 콜레스테롤치 3항목이었다.

그 결과, 당뇨병 환자들에게서는 콜레스테롤치에 변화가 없었지만, 혈당치와 중성 지방치가 대폭 감소하였다. 이것은 알로에 베라 주스가 당뇨병에 효과를 발휘하였기 때문이다.

당뇨병을 예방하거나, 혈당치를 개선하기 위해서는 다음과 같은 것이 필요하다.

① 췌장의 작용을 조정하여 인슐린 분비를 정상으로 한다.
② 포도당을 받아들이는 세포를 조정하고, 포도당이 잘 받아들여지도록 한다.
③ 췌장의 건강을 지키는 비타민 E, 인슐린의 소재가 되는 단백질과 아연을 섭취한다.

알로에 베라에는 췌장이나 세포를 조정하는 작용이 확인되고 있다. 비타민 E와 아연을 비롯한 46종류의 필수영양소도 밸런스 좋게 함유되어 있다.

— 알로에 베라를 섭취하면 당뇨병이 예방되고, 병의 진행을 억제하는 우수한 작용을 기대할 수 있다

당뇨병에 대한 알로에 베라의 작용을 이렇게 표현하여도 문제가 없다고 생각한다.

당뇨병은 「질병의 백화점」이라고 말한다. 그것은 3대 합병증이라고 일컬어지는 망막증, 신장장해, 신경장해 외에도 온갖 질병이 당뇨병 때문에 발병하기 때문이다.

— 알로에 베라로 혈당치가 정상이 되면 합병증의 위험이 확연히 줄어든다

당뇨병 환자에게 있어 이러한 알로에 베라의 작용은 마음 든든한 것이다.

협심증 발작을 억제 심근경색을 예방하고 싶다

심장의 질병은 생명과 직결된다. 심장의 고통, 협심증, 심근경색 등은 전문 의사에게 진단을 받을 필요가 있다. 그러나 알로에 베라를 이용하여 부정맥으로부터 해방되기도 하고, 동계(심계항진 ; 과도한 심장박동)가 치유되었다고 하는 증례(case)들이 수없이 보고되고 있다.

심장은 관상동맥이라고 하는 동맥으로부터 산소라든가 영양소를 받아 계속해서 움직이고 있다.

— 협심증은 관상동맥이 좁아져 심장이 필요로 하는 혈액을 보내지 못하게 되는 질병이다

필요한 혈액을 심장에 보내지 못하게 되면 심장의 근육(심근)은 산소와 영양소가 부족하게 된다. 그렇게 되면 심근으로부터 고통을 일으키는 물질이 방출된다. 협심증의 증상에는 가슴 부근에 통증이 있는데, 이러한 물질 때문에 고통이 나타나게 된다.

협심증으로 사망하는 경우는 거의 없지만, 예단할 수도 없다.

— 협심증이 진행되면 관상동맥이 피의 응고물(혈전)로 채워지게 된다. 혈관이 막히면 그 앞의 심근에는 영양소도 산소도 운반되지 않아 조직이 죽는다. 이것이 심근경색으로 발전하며, 심근경색이 되면 생명을 잃을 위험성이 대단히 높아진다

협심증 등에 관한 알로에 베라의 임상연구도 활발하게 이루어지고 있다.

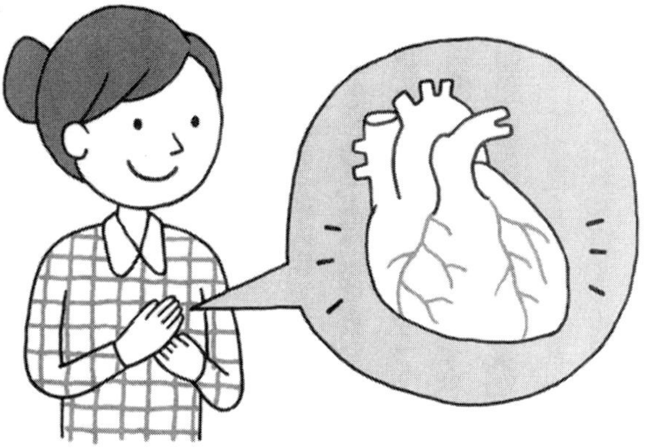

1985년 인도의 아카웰 박사는 5,000명의 협심증 환자(평균 연령 35~65세)를 대상으로 임상연구를 하였다.

이들 환자들이 협심증인 것은 심전도로 확인되었다. 더욱이 환자들 중 3,167명은 당뇨병 환자, 2,572명은 흡연자, 2,151명은 고혈압 환자들이었다.

환자들의 공복시 혈당치, 콜레스테롤치, 중성 지방치, 총 지질, HDL 콜레스테롤(좋은 콜레스테롤), BUN치는 모두 정상이었다.

BUN이란 단어가 생소할지 모르겠지만, 신장으로부터 배설되는 요소에서 유래하는 질소치이다. 혈액검사에서 이 수치가 올라가면 급성신부전으로 진단된다.

아침 식사 시와 저녁 식사 시, 아카웰 박사는 이들 환자들에게 100그램의 알로에 베라 겔을 섭취시켰다. 동시에 하제 20밀리그램도 함께 급식하는 등 엄격한 식사관리를 실시하였다. 또한 필요에 따라 강압제도 투여하였다.

그 결과 협심증에 대한 알로에 베라의 작용은 대단한 것이었다.

— 협심증의 발작은 전혀 나타나지 않았고, 3개월 후부터 1년 후에 5,000명의 환자 중 4,652명까지 심전도가 정상적인 파형을 나타내었다

4,652명은 혈청 콜레스테롤치가 160~240밀리그램/데시리터, 중성 지방치는 50~90밀리그램/데시리터로 정상치로 돌아왔다.

이 연구에서는 별도의 주목할 만한 결과도 나왔다.

— 혈당치는 3,167명의 당뇨병 환자 중 2,990명이 혈당치가 정상으로 돌아왔다.

또 혈압을 조정하는 작용에 있어서는 2,151명의 고혈압 환자 중 525명의 환자의 혈압은 변화가 없었고, 다른 강압제를 필요로 하였다.

그러나 반대로 이야기 하면 1,626명의 환자는 혈압이 정상으로 돌아왔을 뿐 아니라 강압제의 양도 대폭으로 줄였다.

— 강압제가 필요한 환자라도 양은 종래의 1/2~1/4로 감량할 수 있었다

알로에 베라의 이러한 효과는 아직 정확히는 해명되어 있지 않다. 그러나 현재까지로는 다음과 같은 작용을 생각할 수 있다.

① **혈액이 깨끗해지고 혈액의 순환이 좋아져 심장이 건강해진다.**
② **다당체를 비롯한 여러 가지 유용성분의 작용으로 딱딱해진 혈관벽이 부드럽게 된다.**
③ **콜레스테롤 흡수가 차단되어 혈관 중의 콜레스테롤이 감소한다.**
④ **항산화성분이 작용하여 활성산소를 억제한다.**

이러한 작용을 하게 하는 것이 46종류의 필수영양소를 비롯한 많은 유용성분이다. 이러한 성분들의 상승작용으로 고혈압이나 동맥경화가 정상적인 상태로 되고, 나아가서는 심장의 작동도 정상적인 상태가 되

었다고 생각된다.

대상이 5,000명이라고 하는 아카웰 박사의 임상연구는 실로 5년간에 걸쳐 이루어졌다. 그 사이 부작용은 전혀 나타나지 않았고, 당뇨병으로 사망한 환자는 한 명도 없었다. 이것은 특별히 언급할 가치가 있는 것이라고 말할 수 있다.

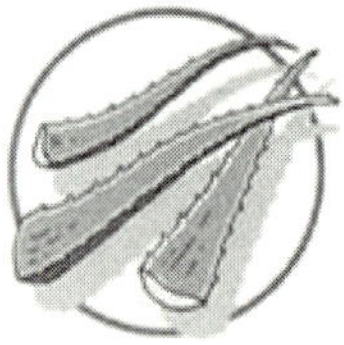

고혈압 · 저혈압을 정상혈압으로 하고 싶다

고혈압은 메타볼릭 증후군에 걸릴 위험이 큰 요소 중 하나이다.

고혈압은 동계, 숨이 참, 어깨 결림, 두통, 이명(귀울림), 어지럼증이라고 하는 증상을 일으킨다. 이러한 증상만으로 끝난다면 '대수롭지 않은 고혈압'이라고 말할 수 있을지 모른다.

그러나 고혈압을 방치해 두면 혈관 벽의 손상이 진행되어 동맥경화도 빨리 일어나게 된다. 그 결과 뇌졸중(뇌경색, 뇌출혈), 협심증, 심근경색이라는 생명을 좌지우지하는 질병에 걸린다.

왜 고혈압에 걸리는 것일까?

음식물로부터 공급받은 영양소를 신체의 구석구석까지 운반하는 것은 혈관이다. 이 때 펌프의 역할을 하는 것은 심장이며, 혈관 속으로 혈액을 내보낸다. 혈액이 혈관 속을 흐르기 위해서 필요한 압력이 혈압이다.

— 어떤 이유로 혈관이 좁아지거나 혈액이 걸죽하게 되면 혈액이 흐르기 어렵게 된다. 심장은 혈액을 송출하려고 하므로 혈압은 높아진다

한마디로 고혈압이라고 하여도 실은 2가지 종류가 있다.

① 신장의 질병이나 내분비계통의 이상 등 원인이 확실한 고혈압

② 원인이 확실하지 않은 고혈압

원인이 확실한 경우 원인이 된 질병을 고치면 혈압은 정상으로 돌아

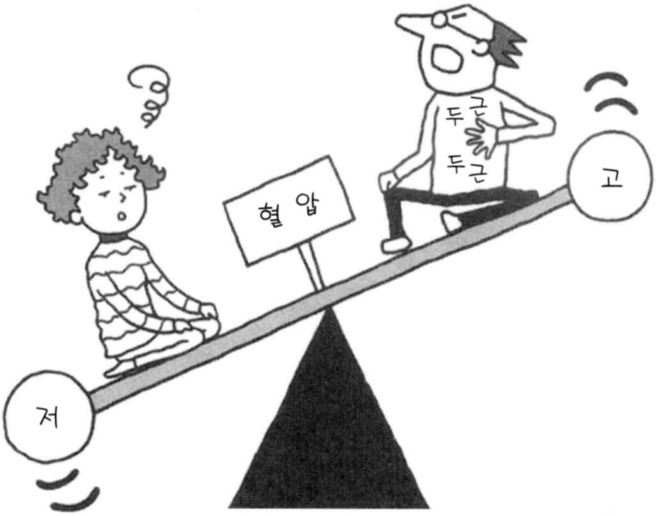

간다.

그러나 원인을 알 수 없으면 근본적인 치료를 할 수 없다. 그리고 더 큰 문제는 일본인 고혈압의 90%가 원인불명의 고혈압이라는 것이다.

원인을 알 수 없는 고혈압의 치료에는 혈압을 낮추는 약(강압제)을 먹게 된다.

단 강압제는 대증요법인 이상 먹기 시작하면 일생 동안 중지할 수 없는 경우가 적지 않다. 구토, 설사, 두통이라는 부작용도 걱정된다.

— 아카웰 박사의 연구로 알로에 베라가 혈압을 조정하는 것이 증명되었다. 아랍의 압살 의사그룹도 알로에 베라의 혈압조정 작용을 확인하였다

혈압을 조정하는 알로에 베라의 작용은 비타민 A, C, E를 비롯한 필

수영양소들의 종합적인 작용이다. 이것도 「심포니・오케스트라 효과」의 하나이다.

고혈압의 반대가 저혈압이다.

— 혈액의 흐름이 나쁘고, 뇌나 수족의 말단까지 충분한 혈액이 도달하지 않는다. 이것이 저혈압이다

그 때문에 저혈압인 사람은 쉽게 피로하고, 아침에 일어나기 힘들다. 무언가 해보고 싶은 생각이 없고, 갑자기 일어났을 때 현기증이 난다. 어깨 결림, 요통이라고 하는 증상에 시달린다.

왜 저혈압에 걸리게 되는가? 저혈압의 원인에는 편식에 의한 영양부족, 불규칙한 생활, 스트레스, 호르몬 밸런스의 붕괴 등이 있다.

— 저혈압을 개선하기 위해서는 적극적으로 46종류의 필수영양소를 섭취하여 신체의 면역기능과 대사기능을 정상으로 돌아오게 하는 것이 제일 중요하다

알로에 베라에는 필수영양소가 거의 대부분 함유되어 있는데다 면역기능과 대사기능을 정상으로 하는 작용이 있다. 이러한 기능으로 인하여 혈압을 조정하여 저혈압을 개선할 수 있다.

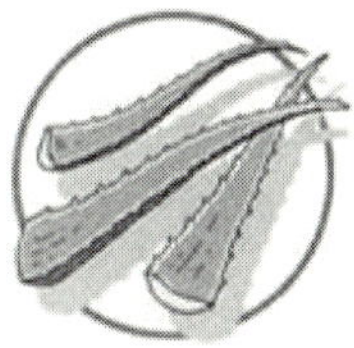

고지혈증의 개선과 예방을 기하고 싶다

고지혈증은 혈액 속의 콜레스테롤이나 중성지방이 눈에 띄게 많은 상태를 말한다. 평소 생활에서 통증이나 고통 등의 자각증상이 없고, 특별히 괴로운 일도 없다.

그러나 고지혈증을 방치하여 두면 동맥경화가 진행되고, 고혈압과 똑같이 혈전이나 동맥·정맥류, 심근경색이나 뇌졸중 등 생명을 위협하는 질병을 일으킬 위험이 있다.

— 용구츄이유다 의사나 아카웰 박사의 연구로부터 알로에 베라가 콜레스테롤과 중성지방을 정상적인 상태로 만들어 주는 것을 알게 되었다

알로에 베라에는 고지혈증에 유효한 비타민 B_2, C, F, 셀레늄, 식이섬유라고 하는 영양소가 가득 함유되어 있다. 이러한 성분에 의해 고지혈증이 개선된다.

고지혈증의 개선과 예방에는 동물성 지방을 적게 섭취하는 것이 중요하다. 동시에 콜레스테롤이나 중성지방을 줄여 주는 EPA(에이코사펜타엔산)이나 DHA(도코사헥사엔산)을 많이 함유하고 있는 등푸른 생선을 먹는 일도 마음에 깊이 새겨두기 바란다.

만성위염이나 위산과다로부터 편안해지고 싶다

알로에 베라의 만성위염에 대한 효과도 주목받고 있다.

위염에는 급성위염과 만성위염이 있다.

급성위염의 주된 원인에는 폭음·폭식, 병원균에 오염된 음식물이나 독극물이 있다. 새우나 고등어, 계란 등에 의한 알레르기도 급성위염의 원인이다.

또 스트레스나 불안이 원인이 되는 신경성 급성위염도 있다.

예를 들면 위장 검사 후 「**나는 위암은 아닌가?**」라고 하는 불안감이 크면 정말로 위가 아프게 되기도 한다. 걱정할 일이 겹쳐도 심한 위의 통증을 느끼기도 한다. 이러한 것들이 신경성 급성위염이다.

증상은 위가 무거워지기도 하고, 명치끝이 아프기도 한 것부터 시작하여 구토할 것 같은 느낌이나 설사를 동반하는 일도 적지 않다. 더욱 심해지면 구토나 토혈, 하혈을 일으키는 경우도 있다.

만성위염은 급성위염과 달리 특유의 증상이 나타나기 어려운 것이 특징이다.

보통 만성위염인 사람은 위 점막이 거칠어져 있고, 위산과다 상태로 되어 있다.

— 만성위염은 특히 알코올이나 담배를 좋아하는 사람에게 많다. 알코올이나 니코틴은 위 점막을 자극하여 위산과다가 되게 하는 일이 많아 염증이 일어나기 쉽다

아픈 부위로 알 수 있는 위장병

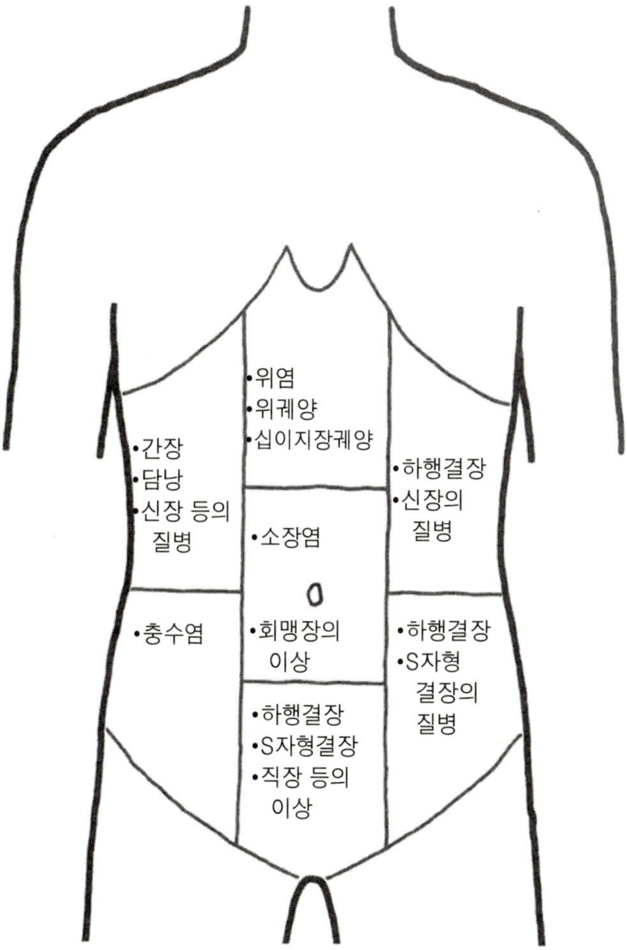

우리들의 위액은 pH 1.0이라는 강한 산성이다.

pH 7.0이 중성, 7.0 미만이 산성, 7.0 이상이 알칼리성이다. 숫자가 작을수록 산성이 강해지므로 위액의 산성이 어느 정도 강한지는 이해가 되겠지요.

그런 강한 위액이지만 위 점막은 점액에 의해 보호되고 있다.

그러나 심한 스트레스를 받거나, 알코올이나 큰 자극이 있는 음식물을 섭취하면 강한 산성위액이 계속 분비된다. 어느 정도 보호되고 있다고는 하여도 위액이 대량으로 분비되면 위 점막은 상처를 받는다.

만성위염의 경우 속이 비게 되면 배 윗부분이 무겁게 느껴지거나, 가슴이 타는 듯한 느낌, 트림 등의 불쾌한 증상이 나타나기 쉬워진다. 식사를 하면 기분 나쁜 증상은 없어진다. 그러나 이것은 일시적인 것으로 1～2시간 지나면 또 증상이 나타난다.

— 알로에 베라는 과다 분비된 위산을 중화한다. 이 작용이 위산과다증이나 만성위염에 효과를 발휘하여 준다

1985년 캘리포니아주 폴링 의과학 연구소의 브란트 박사는 건강한 사람 10명(남성 5명, 여성 5명)에게 알로에 베라 주스를 마시게 하고 여러 가지 검사를 실시하였다. 마시게 한 알로에 베라 주스는 1일 3회 합계 168밀리리터이다.

검사결과 위내의 pH는 평균 1.88로 증가한 것으로 나타났다.

— 숫자가 증가한 것은 알칼리 쪽으로 갔다는 것을 의미한다. 다른 말로 하면 「알로에 베라 주스에 의해 알칼리성으로 이행하였다는 것이 인정되었다. 알로에 베라는 위산을 중화하였다」는 것이 된다

위산이 중화되면 위산과다에 의한 위염이 억제된다.

브란트 박사는 인디칸 색소 검사도 하였다. 인디칸 색소는 자주색 색소로 단백질의 소화상태나 신장의 기능을 검사하는 시험약으로서 사용

되고 있다.

그 결과, 알로에 베라 주스를 마신 환자들은 오줌 중의 색소량이 대폭 저하되었다. 알로에 베라에 함유되어 있는 많은 영양소에 의해 위장의 상태가 좋아져서 단백질이 잘 소화되어 흡수가 잘 되었다는 것이다.

— 알로에 베라로 위장의 상태가 정상이 되었다

인디칸 색소의 검사로부터 알로에 베라의 이러한 효과를 알 수 있었다.

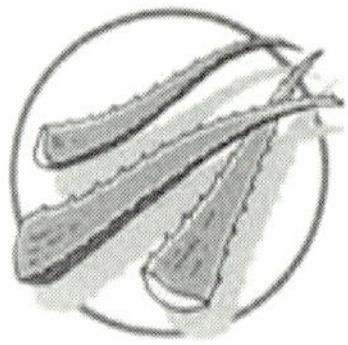

위궤양이나 십이지장 궤양을 개선하고 싶다

알로에 베라는 위궤양이나 십이지장궤양에도 효과를 나타낸다.

궤양이라고 하는 것은 점막이 문드러지기도 하고, 상처가 나기도 한 상태이다. 여러 가지 원인이 있겠지만, 스트레스 사회라고 일컬어지는 현대에서는 스트레스성 궤양이 증가하고 있다.

위궤양은 위벽이 헐게 되는 질병으로 중증이 되면 위에 휑하니 구멍이 뚫리게 된다. 환자는 주로 40～50세로 위산이 보통사람보다 너무 많이 분비되고 있는 것이 특징이다.

증상으로는 먼저 명치끝의 불쾌감으로부터 시작한다. 무겁고 타는 듯한 기분이 든다. 체했다고 하는 자각증상이 나타나고, 식후 30분 정도 지나서부터 아픈 것이 보통이다.

위궤양 그 자체는 그것이 원인이 되어 목숨을 잃는 일은 없다.

그러나 무서운 것은 합병증이다. 예를 들면 위궤양으로 피를 토하는 경우가 있다. 이것은 궤양을 일으킨 부분의 혈관이 터졌기 때문에 일어나는 출혈인 것이다.

알로에 베라는 다음과 같은 형태로 위를 정상으로 돌려놓고, 위궤양에 효과를 발휘한다.

① 먼저 알로에 베라의 다당체가 위 점막에 생긴 궤양의 표면을 감싸 준다. 그렇게 함으로써 상처 난 위벽을 위산으로부터 지켜 통증을 감소시킨다.

② 거기에 상처 난 점막의 세포를 활성화하고, 수복할 수 있는 알로에 울신(유산마그네슘)의 작용도 곁들여진다.

③ 알로에 베라의 기타 성분도 협력하여 위가 정상적인 상태로 돌아가도록 돕는다.

위궤양에는 헬리코박터 파이로리균이 원인인 것도 있다. 파이로리균에 감염된 위궤양 랫트에 알로에 베라 겔의 효과를 확인하여 보았다. 파이로리균에 감염된 랫트에 알로에 베라 겔을 급식하면 위궤양의 염증, 위 점막에서의 백혈구의 침윤(浸潤)이 억제되었다.

— 시판되고 있는 위궤양 약 「스크랄파트」와 같은 정도의 효과

놀랄 수밖에 없는 것이 위궤양에 알로에 베라는 그 효과가 지금까지 인정되어 왔다.

다음에 십이지장궤양이지만, 십이지장은 위와 연결되어 있는 소장 최초의 부분이다. 길이는 약 25센티미터. 정확히 손가락 12개를 옆으로 나란히 놓았을 때 정도의 길이가 되기 때문에 십이지장이라고 부른다.

십이지장인 환자는 20～30세에 많고, 위산이 너무 많은 사람이 대부분이다. 십이지장궤양에 걸리면 공복 시에 통증이 있다.

1963년 플로리다 주 사우스 브로드 병원의 브리크 의사그룹은 십이지장궤양으로 진단된 12명의 환자에 대해 알로에 베라의 효과를 확인하였다. 이 연구에서는 환자들에게 1일 1회 한 컵의 알로에 베라 겔을 급식하였다.

— 1년 후의 검사에서 모든 환자의 십이지장궤양이 치료되었으며, 재발도 볼 수 없었다.

알로에 베라를 섭취하여 십이지장궤양이 치료된 이유로서 다음과 같은 것을 생각할 수 있다.

① 알로에 베라 겔이 위액의 과다 분비를 억제하였다.

② 소화효소인 펩신의 작용을 약하게 함으로써 십이지장의 염증을 억제하는 「H_2 차단제」와 같은 역할을 하였다.

H_2 차단제는 의약품으로 H는 히스타민의 머리문자이다.

이 H_2 차단제는 위산의 과다 분비를 억제하는 작용이 있다. 그 결과 과다 분비된 위산이 원인인 십이지장궤양의 통증을 완화한다.

— 알로에 베라에는 H_2 차단제와 동일한 효과가 있다

또 십이지장궤양에서도 다당체나 알로에 울신이 작용하였다고 생각된다.

다당체가 십이지장의 장벽을 보호하고, 알로에 울신이 상처 난 점막 세포를 활성화시켜 수복한다. 이러한 작용들이 곁들여져 십이지장이 정상으로 돌아오고, 궤양이 사라진다…….

이렇게 생각하는 것은 결코 부자연스러운 것이 아니라 오히려 자연스러운 것이다.

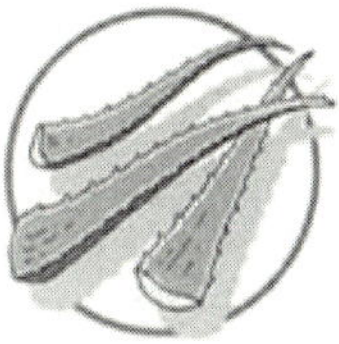

간염을 개선하고, 간 경변으로의 진행을 막고 싶다

간장(간)은 자주 거대한 생화학공장과 비교된다. 간장과 비슷한 작용을 하는 공장을 건설하려고 하면 어느 정도의 넓이가 필요하게 될까?

— 간장과 동일한 공장을 만드는 데는 동경 23구와 거의 비슷한 면적이 필요하다

무려 이 정도의 면적이 필요한 것이다. 이 이야기만으로도 간장이 어느 정도 중요한 작업을 하고 있는지 알 수 있다.

예를 들면 우리들이 식사를 하면 탄수화물은 포도당으로, 단백질은 아미노산으로, 지질(지방)은 지방산으로 분해되어 장에서 흡수된다. 이들 대부분은 장으로부터 문맥이라는 혈관을 통해 간장으로 운반되어 온다.

이 때 간장은 여분의 포도당을 글리코겐으로 전환하여 저장한다. 그리고 필요에 따라 포도당으로 변화시켜 몸 전체로 공급한다. 또 아미노산이나 지방산을 이용하여 필요한 형태의 단백질이나 지질을 새로 만든다.

간장에서는 약물이나 독극물, 식품첨가물이라고 하는 유해한 물질의 해독작용도 일어난다. 간장의 특별한 효소가 작용하여 유해한 물질이 무해한 물질로 변화된다.

간장은 불평도 하지 않고 계속해서 작동하는 기관이다. 이상이 있어도 좀처럼 나타나지 않기 때문에 간장은 「침묵의 장기」라고 말한다.

그러나 이 정도로 일하는 기관인 만큼 우리들의 건강에 있어 간장의 기능 저하나 간장병은 매우 큰일이다.

알로에 베라는 간장의 기능을 정상으로 하고, 간장병에도 효과를 발휘한다. 알로에 베라가 이러한 효과를 발휘하는 이유로서 다음과 같은 것을 생각할 수 있다.

① **혈액의 순환을 좋게 하는 뛰어난 작용은 문맥의 흐름을 좋게 한다. 그것이 간장의 작용을 도와 간장을 정상상태로 만든다.**
② **다당체의 강력한 해독작용이 쇠퇴한 간장의 해독작용을 서포터** (supporter) **한다. 그렇게 함으로써 간장의 작용이 정상으로 된다.**

和歌山縣立 의과대학의 湯川進 교수는 간 경변인 환자에게 알로에 엑기스를 경구 투여하는 임상실험을 하였다.

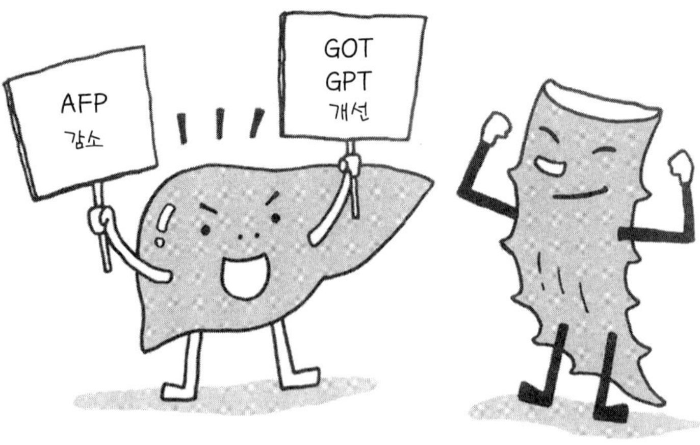

간 경변은 만성간염이 진행되어 간세포가 죽어 간장 그 자체가 딱딱하게 되는 질병이다. 특히 C형 간염이 진행되어 간 경변이 되는 케이스가 많고, 그 외에 알코올도 원인이 된다.

C형 간염은 간염 바이러스에 의해 발병하지만, 약 70%가 만성화하고, 만성화하면 거의 자연치유를 기대할 수 없다. 약해간염(藥害肝炎)으로 문제가 된 간염도 C형으로, 혈액제제에 들어있던 C형 간염 바이러스가 원인이었다.

전신의 권태감, 피로, 미열, 식욕부진, 복부 팽만감 등과 그 외에 피부가 검어진다든가, 남성이라도 여성과 같이 유방이 커진다…….

이러한 것들이 간 경변의 대표적인 증상이지만, 더욱 진행되면 황달, 부종, 복수 등의 증상이 나타나게 된다. 더욱더 진행되면 간암으로까지 진행되는 경우도 적지 않다.

— 간 경변이 되면 80%가 간암으로 진행된다

무서운 이야기이지만 이렇게 단언하는 의사도 있다.

이야기를 湯川 교수의 연구로 돌아가 본다. 이 연구에서는 간 경변 환자 8명을 대상으로 실험하였다. 평균 연령은 56세이었다.

이 환자들에게 알로에 엑기스를 1일 5~10밀리리터, 1~3년간 투여하였다. 그 결과 전신의 권태감, 식욕부진, 복부의 팽만감과 같은 간 경변의 특징적인 증상들이 개선되었다.

그 외 GOT, GPT 등의 수치도 대폭적인 개선을 보여주었다. 잘 알려진 바와 같이 GOT 및 GPT도 간 기능을 나타내는 지표이다.

더욱이 AFP(α-fetoprotein)도 감소를 나타내었다. AFP는 태아기에만 나타나는 단백질로 어른의 경우는 간암에서만 출현한다.

湯川 교수의 임상연구에서는 간 경변으로부터 간암으로 진행된 환자는 한 사람도 없었다. 알로에 엑기스에 의한 AFP의 감소가 그 효과의 일부분을 담당하고 있다고 생각할 수 있다.

이러한 결과로부터 알 수 있듯이 **알로에를 섭취하면 간 경변 증상의 개선과 안정화를 이룰 수 있다**는 것을 알았다. 더욱이 **간암으로의 이행을 막을 수 있다는 기대**를 가질 수 있게 되었다.

연구에서 효과를 발휘한 것은 다당체를 비롯한 영양소나 유용성분이다.

교수는 키타치 알로에 엑기스를 사용하였지만, 알로에 베라에는 다당체를 비롯하여 46종류의 필수영양소가 밸런스 좋게 함유되어 있다. 당연히 알로에 베라도 간 경변의 증상을 개선하고, 간암이 될 위험을 방지하는 작용을 발휘하여 줄 것으로 기대된다.

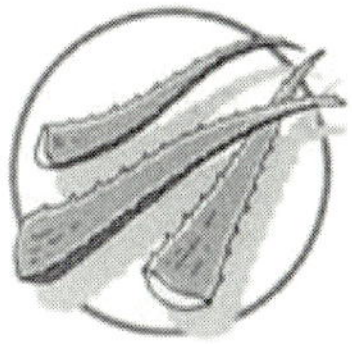

기관지 천식이나 기관지염의 발작을 억제하고 싶다

1985년 저자는 국립 相模原병원의 류마티스·알레르기 임상연구부의 信太隆夫 부장그룹과 함께 임상연구를 하였다.

연구 테마는 「기관지 천식에 알로에가 어떤 효과를 발휘하는가」라는 것이었다. 실제로 이 연구를 계기로 저자는 알로에 연구에 몰두하게 되었다.

기관지 천식의 주요 원인으로서 알레르기, 세균이나 바이러스의 감염, 스트레스 등이 거론되고 있다. 보통의 천식은 기관이나 기관지가 급히 막혀 숨이 답답하게 되고, 호흡곤란의 발작을 반복하는 질병이다.

기관지 천식이 일어나는 사람의 기관지는 과민하게 되어 있어 약간의 자극에도 반응한다. 자극을 받은 기관지는 수축을 일으켜 기관지 점막이 붓고, 점막으로부터 점액이 분비된다.

이러한 증상이 반복되면 기관지의 내경(內徑)이 좁아진다. 이 때문에 공기가 통하기 어렵게 되어 "쌕-쌕-", "휴-휴-" 하는 특유의 발작성 천식, 기침, 호흡곤란이 일어나게 된다.

많은 경우 기관지 천식의 발작은 어떤 전조 증상도 없이 한밤중부터 새벽에 걸쳐 갑자기 일어난다.

처음에는 목이나 가슴이 막히는 느낌으로 눈이 떠진다. 얼마 지나지 않아 목 부근에서 잡음이 나고, 천식이 일어나 호흡이 어려워진다. 더욱더 심해지면 전신으로 숨이 찬 것처럼 호흡하고, 앉아서 앞으로 숙이지 않으면 호흡할 수 없는 상태가 된다.

◆ 기관지 천식에 대한 알로에 베라의 효과

		환자 수	유효자 수(%)
연령	11~13 세	11	2(18.2)
	31~50 세	14	4(28.6)
	51세~	8	5(62.5)
유형	외인성	12	2(16.7)
	내인성	21	9(42.9)
코티코스테로이드 의존성	없음	27	11(40.7)
	있음	6	0
	계	33	11(33.3)

※ 코티코스테로이드는 기관지 천식의 치료약

1985년 信太 부장그룹과 저자의 임상연구에서는 33명의 환자가 대상이었다. 환자들의 내역은 외인성인 사람이 12명, 내인성인 사람이 21명이었다.

먼저 환자들에게 인폼드·콘센트(설명과 동의)를 하고, 연구의 취지를 확실히 이해시켰다. 그 후 알로에 엑기스를 경구 섭취하도록 하였다.

투여한 기간은 6개월이었지만, 스테로이드제를 사용한 적이 없는 51세 이상의 환자들에게서 62.5%라는 놀라운 치유율로 기관지 천식이 치료되었다. 이 환자들에게서는 백혈구의 능력이 대폭적으로 강화되었다. 우리들이 사용한 것은 키타치 알로에였지만, 당연히 알로에 베라도 동일한 효과를 기대할 수 있다.

기관지염이나 기관지 천식에는 세균이나 바이러스가 원인인 것도 있다.

— 세균이나 바이러스가 원인인 기관지 천식인 경우 백혈구는 있는 힘을 다해 염증을 저지하려고 한다. 알로에 베라의 다당체나 아미노산 화합물, 당단백질 등은 백혈구의 작용을 도와 증상을 개선한다

여기서 알로에 베라의 항염증작용, 항균작용이 추가되어 증상을 더욱 진정시킨다.

또 알레르기가 원인의 경우, 알로에 베라의 면역을 조정하는 작용이 활약한다. 알레르기를 간단히 말하면 면역의 작용방향이 어긋난 것이다.

— 알레르기가 원인인 천식에는 알로에 베라가 작용방향이 어긋난 면역을 조정하여 정상으로 만든다. 그 결과 기관지 천식은 개선되어 증상이 대단히 좋아진다

최근의 기관지 천식에서는 알레르기가 원인인 경우가 많다. 그러한 사람들에게 면역을 조정하는 알로에 베라는 더 바랄나위 없이 좋은 식품이라고 할 수 있다.

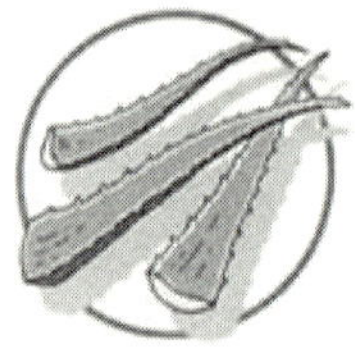

변형성 관절증의 고통으로부터 해방되고 싶다

변형성 관절증에도 알로에 베라의 효과가 기대된다.

오랫동안 사용하여 온 무릎이나 허벅지의 관절은 노화되어 관절의 결합조직이 적어진다. 그렇게 되면 관절에서 마주보고 있는 뼈끼리 닿게 되어 통증을 느낀다.

결합조직은 우리들 신체의 세포와 세포를 연결해 주는 조직이다. 그 사이는 아교와 같은 끈적끈적한 성분으로 차서 그 끈적끈적한 성분으로 세포를 연결하고 있다.

— 알로에 베라에는 다당체가 풍부히 함유되어 있다. 다당체는 우리들의 관절의 결합조직과 깊은 관계가 있고, 몸속에 들어가면 무릎이나 허벅지 관절의 윤활제로서 작용한다

이 때문에 알로에 베라는 변형성 관절증의 개선에 유효한 것이다.

또 변형성 경추증, 변형성 요추증도 비슷한 메커니즘으로 만성적인 어깨 결림, 두통, 요통이 일어난다. 경추, 요추의 견인 등 물리요법을 계속하여도 현저하게 개선되지 않는 경우 알로에 베라의 효과를 기대하는 것도 좋은 방법일 것이다.

괴로운 만성 관절 류마티스 통증으로부터 해방되고 싶다

변형성 관절증도 관절이 심히 아프지만, 만성 관절 류마티스의 통증도 대단하다. 만성 관절 류마티스는 어려운 병이라고 하는 교원병(膠原病)의 일종으로 **여성이 남성보다 3배나 높게 발병하며, 특히 30세 이상에서 발병률이 높다고** 하는 데이터가 있다.

류마티스의 첫째 의미는 「흐르는 물」이다. 이 말이 의미하는 바와 같이 염증이 점차 여러 관절로 이동하여 손이나 어깨, 무릎이나 발가락의 관절 등 전신으로 퍼져 나간다. 염증이 퍼져감에 따라서 통증도 전신으로 퍼져 나간다.

알로에 베라는 이러한 만성 관절 류마티스 치료에도 크게 기대된다. 펜실베니아 의과대학 수족요법과의 데이비스 교수는 알로에 베라가 수족의 관절통증이나 류마티스 관절의 염증을 억제하는 것을 확인하였다.

데이비스 교수는 랫트에 염증을 일으키는 물질을 투여한 후 랫트의 양발 족저(足低)에 약품의 효과를 높이는 물질을 주사하였다. 이 물질을 주사하면 만성 관절 류마티스와 비슷한 관절염이 발병한다.

게다가 교수는 랫트를 4개 그룹으로 나누어 오른쪽 발에만 여러 가지 물질을 투여하여 실험을 진행하였다. 왼쪽 발에는 아무것도 투여하지 않았다.

① 안트라닐산(anthranilic acid ; 알로에 베라에 함유되어 있는 저분자 물질)을 투여한다.

② 안트라퀴논(anthraquinone ; 알로에 베라에 함유되어 있는 저분자 물질)을 투여한다.
③ 계피산을 투여한다.
④ 안트라젠(anthrazene)을 투여한다.

③의 계피산은 시나몬에 함유되어 있는 유기산이다. 비슷한 유기산에 초산, 낙산, 유산 등이 있다. ④의 안트라젠은 수의사가 사용하는 항염증제의 하나이다.

이렇게 처리한 다음 데이비스 교수는 아무것도 투여하지 않은 왼쪽 발과 여러 가지 물질을 투여한 오른쪽 발의 부기가 어느 정도 가라앉았는가를 비교하였다.

그 결과 부기가 가라앉은 상태는 계피산을 투여한 랫트에서는 32%, 안트라젠을 투여한 랫트는 17.6%이었다. 여기에 대하여 알로에 베라에 함유된 안트라닐산에서는 80%, 안트라퀴논에서는 67%이었다.

— 알로에 베라에 함유된 안트라닐산과 안트라퀴논에는 약 이상으로 높은 염증 억제작용이 있었다

이 연구의 성과로 인해 데이비스 교수는 학술상을 수상하였다.

알로에 베라에 함유되어 있는 2가지 성분은 염증을 억제하여 증상을 완화시켰다. 이것도 중요하지만 저자는 만성 관절 류마티스에 대한 알로에 베라의 효과에 대해서 아토피성 피부염이나 기관지 천식의 경우와 똑같은 이유를 생각하였다.

— 알로에 베라의 커다란 특성인 면역을 조정하는 작용이 만성 관절 류마티스의 개선에 크게 관여하고 있다

저자는 이렇게 생각하고 있지만 만성 관절 류마티스의 원인은 지금까지 좀처럼 알 수 없다. 그러나 최근에는 자기면역의 이상이 큰 원인으로서 지목된다.

◆ 알로에 베라의 관절염증 억제효과

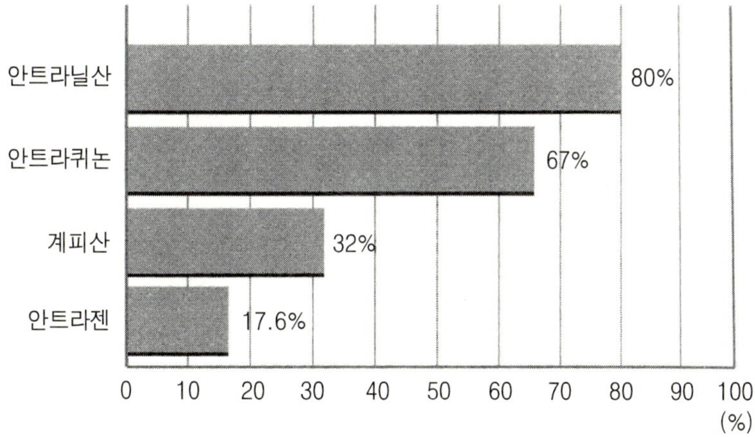

여기서 말하는 「자기면역의 이상」이란 신체를 지켜야 할 면역세포의 작동방법이 잘못되어 신체를 지키는 것이 아니라 오히려 공격하는 쪽으로 바뀐 것이다.

면역의 잘못……. 이것 때문에 만성 관절 류마티스가 발생하는 것이라면 면역을 조정하는 알로에 베라의 작용은 각광을 받아 마땅하다.

알로에 베라를 사용하여 면역이 조정된다면 근본 원인이 제거되는 것이다. 그렇게 되면 치료가 어려운 것으로 여겨졌던 만성 관절 류마티스라도 치료될 수 있다.

만성 관절 류마티스를 개선하는 알로에 베라의 큰 비밀이 여기에 있다고 생각된다.

또 변형성 관절증의 항에서 말씀드린 바와 같이 알로에 베라의 다당체는 우리들의 결합조직의 다당체와 깊은 관계가 있다. 우리들의 신체

안에 들어가면 윤활제로서 작용하여 관절의 통증을 완화한다.

① 면역을 조정하여 잘못 작용되지 않도록 한다.

② 혈액을 깨끗하게 하여 순환이 잘 되도록 하여 자연치유력을 높인다.

③ 다당체가 윤활제로서 작용하여 관절의 통증을 완화한다.

④ 염증을 억제하는 기능을 가진 성분이 작용하여 통증을 완화한다.

지금까지 열거한 여러 가지 작용으로 인해 알로에 베라가 만성 관절 류마티스의 개선에 효과를 발휘하는 것이다.

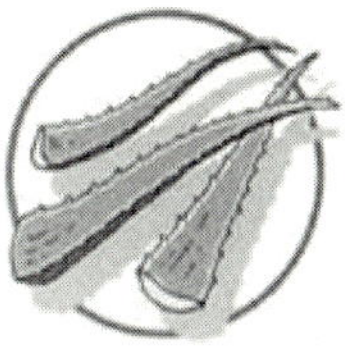

구내염을 빨리 치료하고 싶다

알로에 베라는 구내염에 대한 효과도 확인되었다. 그 뿐만 아니라 FDA(**미국 식품의약품국)는 젤리상태로 된 알로에 베라 겔을 구내염약으로서 인정하고 있다**.

구내염은 입안의 점막이 빨갛게 되어 음식물을 먹으면 따갑기도 하고, 수포가 생기기도 하는 질병이다. 원인은 입안의 대수롭지 않은 상처에 미생물이 감염되는 것이다.

구내염에 걸려도 보통은 혀가 닿으면 약간 아플 정도로 일주일 정도 지나면 완치된다. 단, 몸의 상태가 나쁘면 발열하는 경우도 있다. 또 구내염은 걸리기 쉬운 사람과 거의 걸리지 않는 사람이 있지만 그 이유는 아직 잘 모른다.

알로에 베라의 구내염에 대한 효과를 확인한 것은 텍사스 주에 있는 베이라 대학 그룹이다. 대상은 아프타성 구내염 환자로, 아프타성 구내염은 아프타성 바이러스에 의해 입안에 빨간색 또는 하얀색을 띠는 조그마한 반점상의 궤양이 생긴다.

베이라 대학의 연구는 90명의 환자를 3개의 그룹으로 나누었다.

① 아세만난(알로에 베라의 다당체)의 젤리상 제제를 투여한다.
② 아세만난 동결건조 겔 엑기스를 투여한다.
③ 시판되고 있는 구내염약을 투여한다.

투여 회수는 각각 1일 4회이지만, 그 결과는 다음과 같다.

— 아세만난을 투여한 환자그룹이 시판 약을 투여한 그룹보다 훨씬 빨리 구내염이 치유되는 것을 확인하였다

또 여성과 남성 사이에 효과는 차이가 있었다. 여성 보다 남성 쪽이 효과적이며, 게다가 상처의 흔적도 없으며, 10～14일 이내에 완치되는 경향이 인정되었다.

알로에 베라로 아프타성 구내염이 치료되었다는 것은 면역력이 조정된 결과라고 생각한다. 면역력이 정상으로 되어 아프타성 바이러스와의 전쟁에서 이겼기 때문이다.

젤리상의 알로에 베라 겔은 종래의 치료법과 비교하여 점성도 적고 환자가 사용하기도 편하다. FDA도 그 효과를 인정하여 젤리 상으로 된 알로에 베라 겔을 구내염 치료약으로 인정하였다.

한방약에도 알로에의 효과를 살린 「蘆薈消疳飮(노회소감음)」이라는 것이 있다. 치통, 치조농루, 구내염 등 입안의 염증을 가라앉힐 목적으로 사용되지만, 주요 성분은 알로에 엑기스이다.

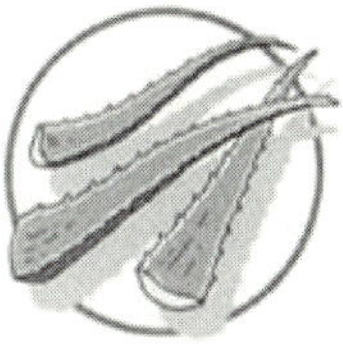

건선증의 피부를 깨끗하게 하고 싶다

건선증이란 경계가 확실한 빨간 반점이 생기는 병이다.

생긴 빨간 반점의 크기는 가지각색으로 몸 어디에도 나타난다. 그 중에서도 머리, 팔꿈치, 무릎에 잘 나타나며, 반점의 표면에 은백색의 두꺼운 비듬과 같은 피부조각이 붙어 있는 것이 특징이다.

특히 백인에게 많이 나타나는 질병으로 20세 전후부터 발병하는 경우가 많은 것 같다.

원인을 완전히는 모르지만 유전적인 체질이 관계하고 있는 것으로 생각된다. 만성화하기 쉬운 성질이 있는 것으로 내장의 질병과는 관계가 없으며, 생명에 문제를 일으키는 경우도 없다.

1996년 아메리카의 홀트 의사그룹은 건선증에 알로에 베라의 효과를 임상 실험하였다.

이 연구에서는 알로에 베라를 0.5% 함유하는 알로에 베라 크림을 환자들에게 도포하였다. 이 크림을 도포함으로써 건선증에 유효한지 어떤지를 조사하였다.

대상으로 삼은 것은 중간 정도의 건선증 환자 60명(남성 36명, 여성 24명)으로 평균 연령은 25.6세였다.

60명의 환자는 다음과 같이 2그룹으로 나누었다.

① 알로에 베라 크림을 도포한 그룹

② 프라세보(가짜) 크림을 도포한 그룹

각각의 크림을 환부에 도포한다. 도포한 회수는 1일 3회, 주 5일 연속으로 4주간이었다. 단, 환자들은 자기가 어느 크림을 도포했는지를 모르게 하였다.

알로에 베라에 대해 알고 있는 환자는 자기가 알로에 베라 크림을 도포한 것을 알면 심리적으로 효과가 있을 것으로 느낄 수가 있다. 그러한 효과는 연구의 정확도를 떨어뜨릴 수 있기 때문에 어느 크림을 도포했는지 모르게 하였다.

— 알로에 베라 크림을 도포한 그룹은 피부 표면의 마른 면적이 작아졌을 뿐 아니라 83%나 되는 높은 비율로 피부가 깨끗해졌다. 반면 알로에 베라 크림을 사용하지 않은 그룹에서는 단지 6.6% 밖에 피부가 깨끗해지지 않았다

83% 대 6.6% ……. 정말로 대단한 차이였다. 이러한 차이는 알로에 베라에 함유되어 있는 많은 영양소와 유용성분에 의한 것이라는 것은 말할 필요도 없다.

골다공증의 예방책을 강구하려고 한다

우리들의 몸에서는 끊임없이 새로운 뼈가 만들어지고, 오래 된 뼈는 파괴되어 간다.

속속 새로운 뼈가 만들어지고 있지만, 새로운 뼈를 만드는 작용과 오래 된 뼈를 파괴하는 작용의 밸런스가 붕괴되면 뼈는 약해진다.

일반적으로 사람의 경우 뼈의 양은 20세 전후에 가장 많아지고, 이후로는 조금씩 적어지게 된다. 골다공증이라고 진단되는 것은 골밀도가 정상치보다 70%를 하회하는 상태를 말한다.

골다공증에 걸리면 조그만 충격이나 압력에도 넘어지기 쉽게 되기도 하고, 뼈가 부러지기 쉽게 된다. 그것이 계기가 되어 운동도 할 수 없게 되기도 하고, 자리에 누운 채 일어나지 못하는 상태가 되는 경우도 있다.

더욱이 골다공증이 되면 등이 둥굴게 되기도 하고, 허리가 구부러지기 쉬워진다. 이렇게 되면 등골 양측의 근육에 부하가 걸려 요통이나 등의 통증이 일어나기 쉬워진다.

잘 알려져 있는 바와 같이 뼈의 주성분은 칼슘이다. 우리들 신체 중에서 칼슘의 99%는 뼈에, 나머지 1%가 혈액 중에 있다.

혈액 중의 칼슘 농도가 낮아지면 칼슘의 농도를 유지하려고 뼈로부터 칼슘을 용출하여 공급한다. 혈액 중의 칼슘이 만성적으로 부족하면 조금씩 조금씩 뼈의 양이 줄어들고, 골다공증의 위험성이 증가하게 된다.

연령과 뼈의 양(骨量)의 변화

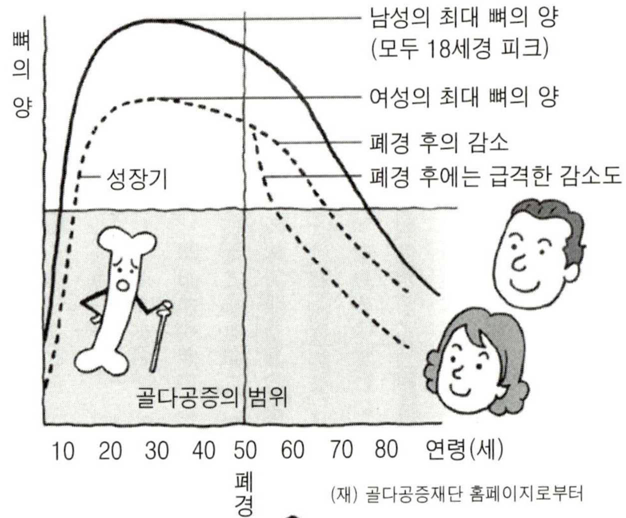

(재) 골다공증재단 홈페이지로부터

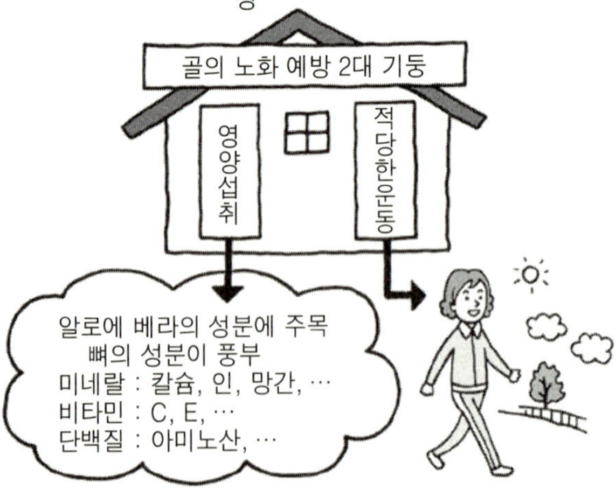
골의 노화 예방 2대 기둥
영양섭취
적당한운동
알로에 베라의 성분에 주목
뼈의 성분이 풍부
미네랄 : 칼슘, 인, 망간, …
비타민 : C, E, …
단백질 : 아미노산, …

골다공증의 예방과 개선을 위해서는 무엇보다도 적절한 영양섭취와 적당한 운동이 필요하다. 영양면에서는 특히 칼슘이 중요하다. 인, 비타민 C, 비타민 D, 비타민 E, 비타민 K, 단백질, 마그네슘, 망간, 셀레늄 등도 부족해서는 안 된다.

— 알로에 베라에는 칼슘은 물론 인, 마그네슘, 망간, 비타민 C, 비타민 E, 아미노산 등, 뼈를 만드는 성분이 가득 들어 있다. 뼈가 잘 만들어지면 골다공증이 예방된다

특히 여성에게는 골다공증이 자주 문제가 된다. 그 이유는 여성호르몬(에스트로젠)이 관여하고 있다.

— 폐경 후 여성호르몬(에스트로젠)의 분비가 급속히 감소하면 그에 따라 뼈의 양도 급격히 줄어든다. 그 때문에 여성에게 골다공증이 많이 나타난다

골다공증의 예방을 위해서도 알로에 베라는 여성에게 없어서는 안 될 식품이다.

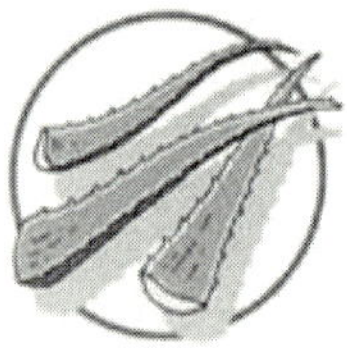

감기, 인플루엔자를 예방하고 싶다

자주 소개하게 되지만 알로에 베라에는 면역력을 조정하는 작용이 있다. 또 세균이나 바이러스가 목에 감염되어 발생하는 질병을 억제하는 작용도 있다. 이러한 2가지 작용 때문에 알로에 베라는 감기나 인플루엔자를 예방할 수 있다는 기대를 가지게 된다.

그런데 감기의 원인이 무엇인지 알고 있나요?

「감기 바이러스 때문이 아닌가?」

분명히 일부 감기는 감기 바이러스가 원인이기 때문에 발생한다. 그러나 거의 대부분의 감기는 일반적으로 주위에 있는 바이러스 때문에 발병하게 된다.

우리들의 목의 점막에는 세균이나 바이러스로부터 점막을 보호하는 작용이 있다. 수면 부족이나 불규칙한 생활, 옷을 얇게 입어 추위를 느낄 때 일시적으로 면역력이 저하되면 목의 점막에 세균이나 바이러스가 증가한다.

이렇게 되면 목의 기능이 과잉으로 작용한다. 그 결과 점막으로부터 점액이 대량으로 분비되기도 하고, 점막이 충혈되어 목이 칼칼하게 마르기도 한다. 또 열을 내는 물질도 방출되어 체온이 상승한다.

콧물이 흐르고, 가래가 나오고, 목이 아프고, 신체의 마디마디가 아프고, 한기가 든다…….

— 감기의 여러 가지 증상은 실은 방어기능이 과잉으로 나타난 결과이

다. 그러나 감기약은 바이러스를 억제하는 힘이 없고, 단지 과잉방어 반응을 억제하는 대증요법(對症療法)에 지나지 않는다

감기에 걸리면 의사로부터 「편안하게 충분히 휴식을 취하세요」라는 말을 듣는다. 편안히 쉬면서 신체의 「자체 치유력」이 작용하여 주는 것을 기다리는 수밖에 방법이 없기 때문이다.

감기 예방에는 역시 면역력을 조정하여 주는 음식을 섭취하는 것이 중요하다. 이러한 점에서 면역력을 조정하는 알로에 베라에 기대를 거는 것은 당연하다.

또 매년 유행하는 인플루엔자의 경우에도 알로에 베라의 효과가 기대된다. 인플루엔자의 원인은 감염력이 강한 인플루엔자 바이러스이다.

「인플루엔자 대책으로 백신주사를 맞았는데도 인플루엔자에 걸렸다」

이러한 경험을 가진 분들도 많을 것이다. 이유는 백신이 듣지 않았기 때문이지만, 왜 백신이 듣지 않았을까?

백신주사는 바이러스에 대해 인체 항체를 만들기 위해서 주사한 것이다. 바이러스가 신체에 침입했을 때 몸 안에서 만들어져 있던 항체가 그 바이러스와 싸우게 하기 위한 것이다.

실은 백신이라는 것은 그 해에 유행할 것으로 생각되는 바이러스의 종류를 예상하여 만들어진다. 그러나 예상하지 못한 바이러스에 의해 인플루엔자가 유행할 수도 있다.

이러한 경우, 백신에 의해 만들어진 항체는 상대가 다르기 때문에 새로운 바이러스와 싸우는 것이 불가능하며, 우리 몸의 면역은 새로운 항체를 만드는 작업에 들어간다. 면역력이 저하되어 있으면 항체가 만들어지기 전에 바이러스가 맹위를 떨치게 된다.

다른 이유도 있다. 그 이유는 바이러스가 자주 돌연변이를 일으키기 때문이다.

백신 제조에 사용한 바이러스는 잘 예상하여 맞추었지만, 돌연변이로

인해 바이러스의 구조가 조금이라도 변화되면 어떻게 될까. 만들어진 항체에게는 전혀 새로운 바이러스와 마찬가지로 이 항체는 그 바이러스와 싸울 수 없다. 그러므로 자신의 면역력으로 항체를 만들어 돌연변이 바이러스와 싸워야 한다. 몸의 면역력이 저하되어 있으면 바이러스에게 져서 인플루엔자가 발병하게 된다.

— 알로에 베라는 면역력을 조정하여 올바르게 작용시켜 신체의 저항력을 증가시킨다. 인플루엔자 바이러스에 감염되어도 힘이 센 자기 몸의 면역부대가 바이러스와 싸워 인플루엔자에 걸릴 위험을 낮추어 준다

백신이 필요 없다고 말할 수 없지만 인플루엔자에 대한 궁극적인 대응, 그리고 기본적인 대응은 우리 몸을 평소부터 면역력이 제대로 작용하게 조정하여 두는 것이다.

제4장

여러 외상, 증상에도 사용하고 싶은 알로에 베라

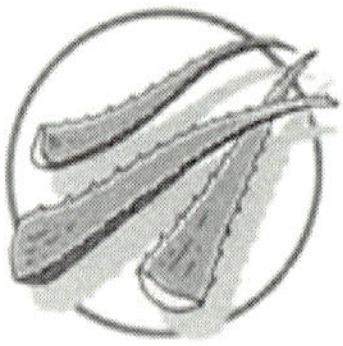

찰과상이나 창상, 벌레 물린 데 등을 조치하는 데 사용하고 싶다

앞장에서는 질병의 예방과 개선에 대하여 알로에 베라의 작용과 효과를 살펴보았다.

「아메리카에서는 알로에 베라가 키친・윈도우실・플랜트로서 구급상비약으로 사용되고 있다」

앞에서는 이렇게 말하였지만, 이 장에서는 또 다른 알로에 베라의 모습을 소개한다.

우선 찰과상이나 창상, 그리고 벌레 물린 데에 대한 효과이다.

옛날부터 찰과상이나 창상에 대한 알로에 베라의 효과는 널리 알려져 왔다.

찰과상이나 칼에 베이게 되면 출혈이나 통증이 수반된다. 출혈은 혈관이 잘려졌기 때문이지만, 통증은 브라디키닌(bradykinin)이라는 염증을 일으키는 물질이 원인이다. 벌레에 물려도 통증을 느끼는데, 이것도 브라디키닌이 만들어지기 때문이다.

저자는 알로에 베라에 함유된 당단백질이 염증을 억제하는 작용이 있다는 것을 확인하였다.

— 당단백질에는 염증을 일으키는 물질(브라디키닌)의 작용을 억제하는 기능이 있다. 이 기능으로 통증을 억제한다

① 알로에 베라의 살균작용

② 세균이 만들어 내는 독소를 중화하는 작용

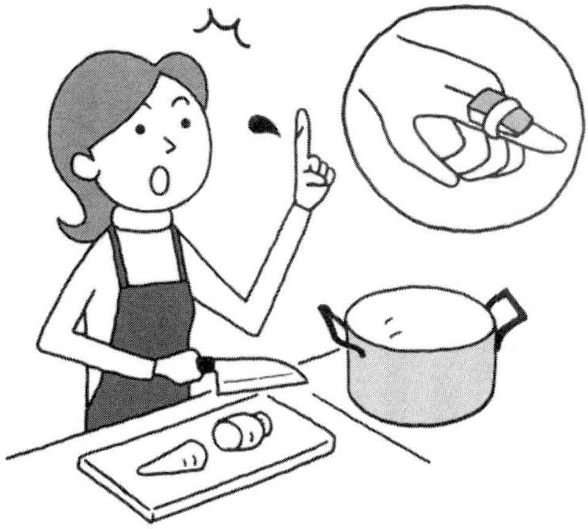

③ 피를 멎게 하는 작용

염증을 가라앉히는 작용 외에 알로에 베라의 이러한 여러 가지 작용들이 협력한다. 그러한 협력으로 알로에 베라는 찰과상이나 창상, 벌레 물린 데 등을 치료하는데 위력을 발휘한다.

찰과상이나 창상에 알로에 베라를 사용하면 상처의 치료가 빠르고 후유증도 남지 않는다.

— 비타민 C, 다당체, 당단백질이라고 하는 성분이 DNA의 합성능력을 높이므로 새로운 세포가 잘 만들어진다

새로운 세포가 잘 만들어지기 위해서는 상처의 치유가 빠르고, 후유증도 없이 원래의 피부 상태로 빨리 되돌아가는 것이다.

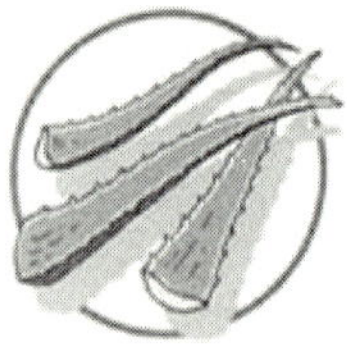

가벼운 화상 시 가정에서 처치제로 사용하고 싶다

잘 알려져 있는 알로에 베라의 효과 중 하나는 화상에 대해 좋은 효과가 있다는 것이다.

화상은 한자로 「火傷」이라고 쓰는 것처럼 「열에 의한 피부조직의 장해」이다. 찰과상이나 베인 상처와는 증상이 다르나 역시 동일한 피부 장해임에는 분명하다. 피부의 장해 중 찰과상이나 베인 상처에 대한 알로에 베라의 효과가 인정되는 것과 마찬가지로 화상에 대한 효과도 이해할 수 있다.

화상에 대한 알로에 베라의 효과에 대한 연구가 알로에 베라 연구에 박차를 가하는 계기가 되었다. 그 선두에 서서 연구를 수행한 사람이 캘리포니아 대학의 랏슈바크 박사이다.

박사의 연구는 알로에 베라를 사용한 방사선 화상에 대한 치료 연구이었지만 눈이 번쩍 뜨이는 결과를 얻었다. 가벼운 화상이라면 약품에 뒤지지 않는 치료 효과를 가지고 있다는 것이 증명되었다.

지금까지의 연구로 알로에 베라는 다음과 같이 화상을 치료한다고 생각된다.

① **먼저 다당체가 염증을 일으킨 부분의 열을 식힌다. 열을 뺌으로 화상의 진행이 정지된다.**

② **다음에 당단백질이나 살르실산, 비타민 C, 알로에 울신(유산마그네슘) 등이 염증을 일으키는 물질을 분해한다. 이것으로 염증이**

일어나기 어렵게 된다.

③ **이렇게 되었을 때 비타민 C, 다당체, 당단백질 등이 DNA의 합성 능력을 높여 피부의 조직을 수복하거나 재생하도록 한다.**

화상에 알로에 베라를 사용하면 염증을 정지시키는 사이에 DNA의 합성이 촉진된다. 그 결과 새로운 피부 조직이 신속하게 만들어져 화상이 빨리 나을 뿐 아니라 상처가 남지 않는다.

원래의 고운 피부로 빨리 돌아가게 되지만, 이러한 작용에는 알로에 울신이 참여하였다는 것도 생각해야 된다.

화상의 경우 상처 난 조직의 수복이나 재생 이외에도 필요한 것이 있다.

상처 난 곳에 세균이 침입하면 생각지 못한 사태가 벌어질지 모른다. 화상에는 잡균의 침입으로 일어나는 2차 감염을 어떻게 방지할 것인가도 매우 중요한 일이다.

— 경우에 따라서는 화상 그 자체보다 잡균에 의한 2차 감염이 보다 위험한 경우도 있다. 알로에 베라에는 그러한 2차 감염을 방어하여 줄 것이라는 기대가 있다

알로에 베라의 다당체는 화상 입은 부분에 피막을 만들어 외기를 차단하고, 잡균의 침입을 막는다. 만약 잡균이 침입하여도 알로미친의 항균작용으로 잡균과 싸운다.

단, 화상에도 정도가 있다. 「어떠한 화상이라도 알로에 베라를 사용하면 OK」라는 것은 크게 잘못된 생각이다.

화상은 정도에 따라 3단계로 분류한다.

① Ⅰ도 …… 표피의 화상으로 피부가 빨갛게 되어 따끔따끔하다.

② Ⅱ도 …… 진피에 영향을 미치는 화상으로 수포가 생기고 심한 통증이 있다.

③ Ⅲ도…… 피하조직까지 도달한 화상으로 통증은 거의 느끼지 않는다. 피부는 흰색 또는 타버린 검은색으로 변한다. 케로이드(상처가 생기면 상처보다 더 큰 흉터가 남는 현상) 자국이 남기 쉽고, 피부의 이식수술이 필요한 경우도 있다.

알로에 베라로 나을 수 있는 화상은 수포가 생기는 Ⅱ도 화상까지로 되어 있다. 체표면적으로는 15% 정도까지가 한계라는 결과가 나와 있다.

그 이상의 화상의 경우 저자는 판단할 수 없다. 환부를 흐르는 수돗물(냉수)과 같은 것으로 철저하게 식히고, 전문의에게 진찰받을 수밖에 없다.

또 자기 자신이 위험하다고 생각되는 경우도 곧 환부를 흐르는 수돗물(냉수)과 같은 것으로 식히고, 전문의에게 진찰받기 바란다.

가벼운 동상과 동창의 처치에 사용하고 싶다

알로에 베라는 동상에도 큰 효과를 발휘한다.

동상은 주로 0도 이하의 저온 환경에 장시간에 걸쳐 피부가 노출됨으로써 일어나는 피부의 장해이다. 일어나기 쉬운 부위는 손·발가락 끝, 귀, 코 등 혈액 순환이 나쁜 부분이다. 동상이 심해지면 절단하지 않으면 안 될 수도 있다.

화상은 3단계이지만, 동상은 4단계로 나뉜다.

① Ⅰ도 …… 붓고 감각이 없어진다. 환부는 새빨간 적자색으로 되고, 가려움증을 동반하는 것도 있다.

② Ⅱ도 …… 백색의 수포가 생기고, 통증이 있다.

③ Ⅲ도 …… 짓물러 궤양이 생기고, 심한 통증이 있다. 환부는 검게 변색하며, 손상은 뼈에까지 미친다.

④ Ⅳ도 …… 환부의 조직이 죽어 검게 된다. 죽은 부분이 붕괴되어 탈락하는 일도 있다.

동상에 알로에 베라가 효과가 있다는 것을 밝혀낸 것은 텍사스 주 칼베스톤 대학의 헤카스 교수그룹이었다.

1990년 그들은 Ⅱ도급의 동상에 걸린 환자들의 손을 다음과 같은 순서로 치료하였다.

① 3~10℃의 물에 손을 담구어 15~20분간 손을 식힌다.

② 백색의 수포가 파괴되어 떨어진 것을 제거한다.
③ 알로에 베라 겔을 70% 함유한 하이드로 겔을 6시간마다 도포한다.
④ 항생물질을 투여한다.

이러한 결과로부터 알로에 베라가 동상을 빨리 치유하게 하였다는 것을 알았다.

— 알로에 베라의 성분이 혈관의 수축을 억제하여 동상에 걸린 부분의 모세혈관을 넓혔다. 이렇게 하여 혈액 순환이 좋아져 빨리 치유하게 되었다

헤카스 교수그룹은 알로에 베라의 효과를 이렇게 생각하였다.

단, 알로에 베라가 어떤 동상에도 효과가 있는 것은 아니다. 동상이라도 역시 Ⅱ도 정도까지가 한계로, 그 이상의 것은 의사의 치료를 받지 않으면 안 된다.

동상에 효과가 있다고 하는 것은 동창(凍瘡)에도 효과가 있다.

섭씨 5℃ 전후의 기온에 반복해서 자극을 받으면 피부는 혈액의 순환장해를 일으킨다. 이것이 동창으로, 동상과 같은 메커니즘이라고 할 수 있다.

동창이 생기는 주요 부위는 손발, 손발가락, 발뒤꿈치 등 신체의 말단 부분이다. 유아에서는 귀볼, 볼, 엉덩이에 발생할 수도 있으며, 증상으로서는 다음과 같은 2가지가 있다.

① 손이나 발 전체가 울혈되어 빨갛게 붓는다.
② 경계가 확실한 원형의 빨간 반점을 만든다.

어느 쪽이든 가려움을 수반하고, 특히 고다츠(일본의 난방기구의 일종)나 이불 속 등에서 그 부분이 따뜻해지면 참을 수 없을 정도로 가려워진다.

동창은 수일 내로 나을 수도 있지만, 온도가 낮은 환경에서 자극을 계속해서 받으면 수포가 생기거나 궤양이 생길 수도 있다.

동창의 경우 걸리기 쉬운 사람과 어려운 사람이 있다. 유전성이라고도 말하기도 하지만, **영양소의 흡수가 좋고, 모세혈관의 혈액흐름이 좋은 사람은 동창에 잘 걸리지 않는다.**

— 동상의 경우와 마찬가지로 혈행을 좋게 하는 알로에 베라의 작용은 동창에 효과를 발휘한다

가벼운 동창이라면 그 즉효성에 놀랄 것이다. 물론 직접 피부를 저온 환경에 노출시키지 않도록 배려할 필요가 있다. 1일 2회, 5분 정도의 손발 마사지를 같이 하면 더욱 효과가 높아진다.

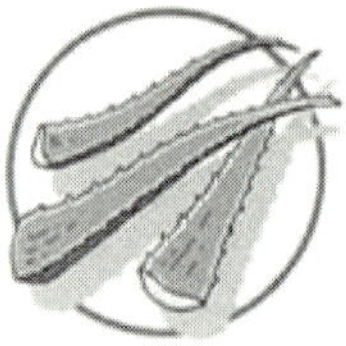

가벼운 타박상 · 염좌 처치에 사용하고 싶다

타박상이나 염좌에도 알로에 베라는 효과를 발휘한다.

타박상은 설명이 필요 없지만, 염좌란 어떠한 것인가?

염좌라는 것은 「관절에 보통 이상의 큰 힘이 가해져 일단 관절이 빠졌다가 원래대로 돌아온 상태」인 것이다. 관절에 무리를 주었기 때문에 관절을 둘러싸고 있는 인대, 힘줄이 손상을 받게 된다.

가벼운 타박상이나 염좌는 알로에 베라 겔로 대응하여도 괜찮다.

— 알로에 베라 겔에 함유된 성분이 염증을 억제한다. 통증을 제거하는 작용, 혈액 순환을 좋게 하는 작용도 더해져 타박상이나 염좌의 치료가 빨라진다

다만, 중상의 경우는 곧 의사의 처치를 받아야 한다. 또 머리나 목에 타박을 입은 경우, 눈에 보이지 않는 부분에서 큰 문제가 생길 위험도 있기 때문이다.

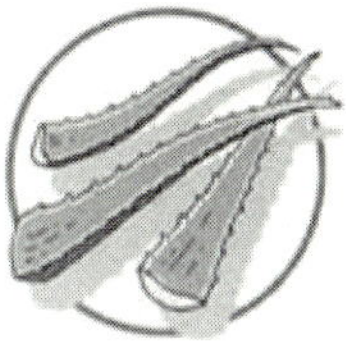

끈질기게 낫지 않는 어깨 결림으로부터 해방되고 싶다

타박상이나 염좌와 똑같은 이유로 알로에 베라는 어깨 결림에도 효과가 있다.

「왜 어깨 결림 같은 일이 생기는가? 어깨를 떼어내 버리고 싶다」

남녀를 불문하고 끈질기게 낫지 않는 어깨 결림 때문에 고통을 받고 있는 사람은 틀림없이 이렇게 생각할 것이다.

인간이 두 다리 보행을 시작한 것은 지금으로부터 약 400만년 전이라고 한다. 실은 이러한 두 다리 보행이 어깨 결림의 원인이다.

「왜 두 다리 보행이 어깨 결림의 원인이 되는 것일까?」

이러한 의문을 가질지 모르지만, 인간의 머리 무게를 알고 있습니까? 정말 **인간의 머리 무게는 약 5킬로그램**이나 된다고 한다. 5킬로그램이라고 하면 볼링공과 거의 같은 무게이다. 깨어있는 동안 그 무게를 목만으로 지탱하고 있는 셈이니까 목의 부담은 꽤 크다.

더욱이 어깨에 붙어 있는 양쪽 팔의 무게는 체중의 1/8정도이다. 팔은 여러 가지 물건을 들어올리기도 하고, 힘을 주어 여러 가지 동작을 하기도 한다.

— 현대인은 운동부족이기 때문에 근력이 떨어져 있다. 약한 근육에 여러 가지 일을 시키게 되면 어깨 결림의 원인이 된다. 또 똑같은 자세를 계속해서 유지하는 것이나 나쁜 자세도 근육을 긴장시켜 어깨 결림 증상을 만들게 된다. 스트레스로 자율신경의 밸런스가 깨지면 목이나 어깨 근육에 혈행 장해가 일어나 어깨 결림을 일으키기 쉽다

어깨 결림을 일으키기 쉬운 자세

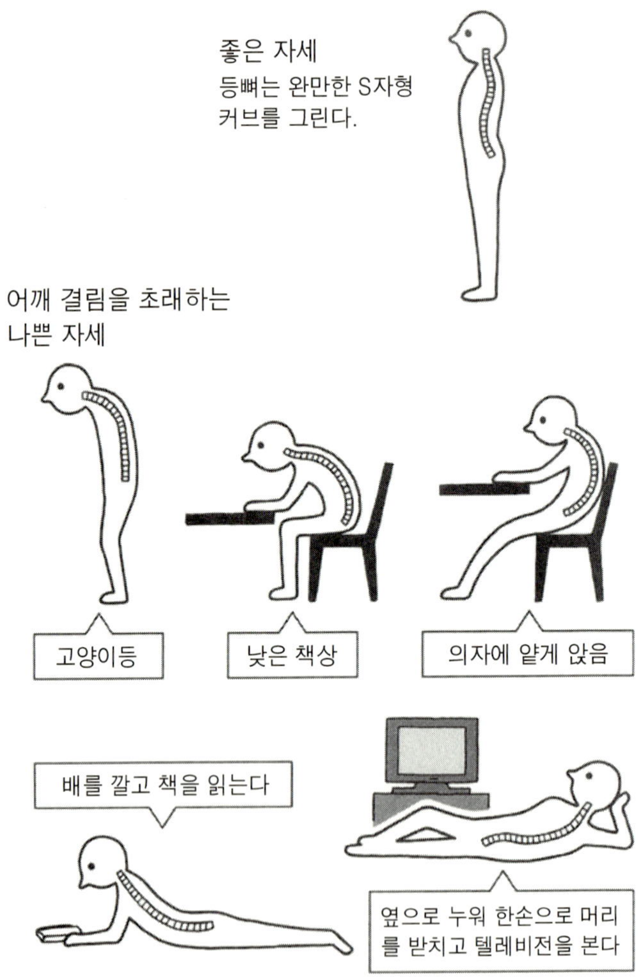

이러한 어깨 결림 이외에 오십견(견관절 주위염), 경추추간판증, 헤르니아, 변형성 경추증이라고 하는 질병에 의한 어깨 결림도 있다.

지독한 어깨 결림의 경우 병원에서 진단을 받아보는 것이 현명한 방법이다. 그 결과 질병이 어깨 결림으로 진단이 내려지면 바로 치료를 받아야 한다.

질병의 원인이 어깨 결림 이외일 때는 혈행 장해가 가장 큰 원인일 것이다. 냉증이 있는 여성에게 어깨 결림이 많은 것도 혈행 장해가 원인이기 때문이다.

— 알로에 베라는 가는 혈관을 넓혀 혈액 순환을 좋게 한다. 자율신경의 밸런스를 정상으로 돌려놓는 작용도 가지고 있어 이러한 작용으로 어깨 결림을 낫게 하는 효과가 있다

「알로에 베라를 섭취하게 되자 어깨 결림을 잊었다」라든가 「알로에 베라를 섭취하면서부터 어깨가 결리지 않게 되었다」고 하는 사람이 적지 않다. 이러한 효과는 혈관을 넓혀 혈행을 좋게 하는 알로에 베라의 작용에 의한 것이다.

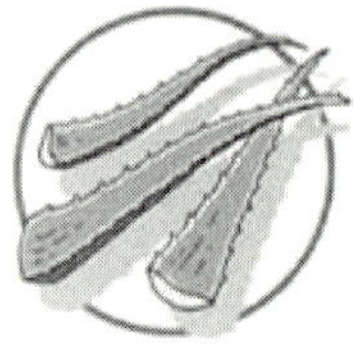

괴로운 냉증으로부터 편해지고 싶다

여성들은 허리나 손발 등의 냉증으로 고통받는 사람이 적지 않다. 여성뿐만 아니라 남성도 냉증이 있다.

냉증이라고 하여도 크게 5가지 타입이 있다. 이러한 타입 분류를 한 것은 富山 醫科藥科 대학의 화한진료부(和漢診療部)이다.

① 신체 전체가 차가워진다.
② 손발의 끝이 차가워진다.
③ 하반신이 차가워진다.
④ 좌우의 어느 반쪽이 차가워진다.
⑤ 허리나 등의 일부가 차가워진다.

이 중 특히 ②, ③, ④의 냉증 타입이 많아지고 있다. 당신이 냉증이라면 이 중 어느 타입에 해당할 것이다.

여기서 생각하고 싶은 것은 왜 냉증이 생기는 것일까?

우리들의 신체에서 가장 많이 열을 만들어 내는 곳은 근육이다. 특히 골격근은 체중의 약 40%를 차지하며, 안정된 상태에 있을 때 골격근이 만드는 열은 전체의 약 60%에 이른다.

골격근 이외의 장소, 예를 들어 간장, 호흡근, 심장, 신장 등에서도 열을 만든다. 그 외 추위나 냉을 느끼게 되면 뇌로부터 지령이 내려와 호르몬이 분비되어 지방을 태워 열을 만든다.

여기서 냉증의 큰 원인은 다음의 2가지이다.

① 혈행이 나쁘다(자율신경의 붕괴로 인한 혈행의 나빠짐. 특히 가느다란 혈관의 혈행이 나쁨)

② 대사작용이 나쁘다(근육부족, 간장・갑상선・부신피질로부터의 호르몬의 작용부족)

어깨 결림의 항에서도 언급하였지만 알로에 베라에는 혈행을 좋게 하는 작용이 있다. 더욱이 자율신경의 밸런스를 이루게 하여 주는 알로에 베라의 작용도 가세하여 냉증을 개선한다.

— 전신의 가느다란 혈관의 혈행이 좋아지면 따뜻한 혈액이 운반되어 냉증은 개선된다. 더욱이 자율신경을 정비하게 되면 대사 작용도 정상으로 되어, 근육이나 간장 등에서도 열이 잘 만들어져 냉증을 잊어버리게 된다. 이것이 알로에 베라의 냉증 개선 이중효과이다

냉증이 심한 사람은 「한겨울에는 양말을 2장 겹쳐 신어도 잠들지 못한다」고 한다. 냉증으로 고통받는 사람들은 알로에 베라의 냉증 개선 이중효과를 시험하여 볼 필요가 있다.

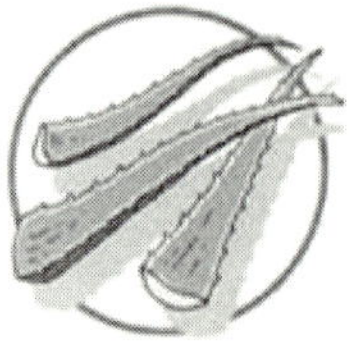

빈혈이나 악성빈혈 개선에 사용하고 싶다

냉증과 마찬가지로 빈혈로 고생하는 여성도 적지 않다.

제2장의 비타민 B_{12}항에서 알로에 베라가 채식주의자의 건강에 큰 역할을 하고 있다는 것을 소개하였다. 이러한 작용을 발견한 사람은 캘리포니아 대학 의학부 내과의 아놀드 포크스 교수였다.

비타민 B_{12}가 부족하면 정상적인 적혈구가 만들어지지 않게 되어 빈혈을 일으킨다.

이러한 상태가 계속되면 쉽게 피곤해지고, 손발이나 혀 등 신체의 각 부분이 마비되기도 하고, 통증을 느끼게 되기도 한다. 더욱이 안절부절 못하거나, 우울해지기도 한다.

그대로 방치하여 두면 악성빈혈의 전형적인 증상을 나타낸다. 증상으로서는 식욕부진이나 심장의 동계, 두통, 현기증, 숨이 참, 피부의 노래짐, 발열 등이 있다. 최악의 경우 죽음에 이를 수도 있다.

알로에 베라는 동물성 식품에만 있는 것으로 되어 있는 비타민 B_{12}를 함유하고 있다.

그 양은 1밀리리터당 50피코그램이다. 피코그램은 우리들에게 별로 익숙하지 않은 단위이지만, 1조분의 1그램이다.

「뭐야, 그렇게 대단한 양은 아니지 않는가!」

이렇게 생각할지도 모르겠지만, 알로에 베라에 함유되어 있는 비타민 B_{12}의 양은 충분한 것으로, 식물 중에서 대단히 귀중한 존재인 것이다.

— 건강한 사람의 혈액 중의 비타민 B_{12}의 함량은 200~1,100피코그램이다. 매일 4~22밀리리터의 알로에 베라 겔 엑기스를 마신다면 필요한 비타민 B_{12}는 충분히 공급된다

반복하지만 정상적인 적혈구를 만들기 위해서는 엽산이라고 하는 비타민도 필요하다. 혈액을 증가시키기 위해서는 철분이나 구리라고 하는 미네랄류도 중요하다. 알로에 베라에는 비타민 B_{12} 외에 엽산이나 철분, 구리도 함유되어 있다.

알로에 베라에는 혈액을 깨끗하게 하고, 혈행을 좋게 하는 작용도 있다.

— 알로에 베라에 의해 정상적인 적혈구가 만들어져 혈행이 좋아진다

또 2005년 사크라톤 대학의 윈슨 박사, 2006년 아테롬 메타볼릭 연구소의 데바라 박사의 연구에 의해 비타민 B_{12}, C, E와 알로에 베라 겔 엑기스를 동시에 섭취하면 이들 비타민의 혈중에의 흡수율을 높여 주는 효과가 있다는 것이 발견되었다.

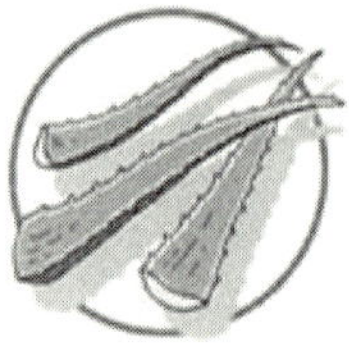

치과수술 후의 통증이나 부기를 억제하고 싶다

충치의 고통은 참기 어려운 것이다. 알로에 베라에 충치 자체를 치유하는 작용은 없지만, 충치의 고통을 가볍게 하거나 염증을 억제하는 효과가 있다.

치과에서 염증을 억제하는 알로에 베라의 효과를 증명한 연구로서 치과의사인 보비크에 의한 연구가 있다. 이 연구가 이루어진 것은 1966년이다. 보비크는 상부 치육을 완전히 절제한 후 2가지 그룹으로 나눠 비교 조사하였다.

① 치근막을 덮는 통상의 방법으로 처치한다.
② 알로에 베라 겔 주스로 처치한다.

— 이러한 두 가지 그룹을 비교 조사한 결과 알로에 베라 겔 주스로 처치한 그룹이 빠른 회복을 보여 주었다

치과에서의 효과에는 또 다른 보고도 있다. 치과의사인 파인은 알로에 베라 겔이 치근막을 수술한 후의 통증을 완화시켜, 절제한 부분이 빨리 회복되는 것을 보고하였다.

이 연구에는 5명의 환자가 대상으로 수술할 부위를 4개소로 나누어, 그 중 1개소에만 알로에 베라 겔 엑기스를 도포하였다.

단, 어느 부위에 알로에 베라 겔을 도포하였는지는 환자에게는 알리지 않았다. 이것은 인폼드・콘센트에서 환자가 승낙한 것이다.

치아와 치육의 구조

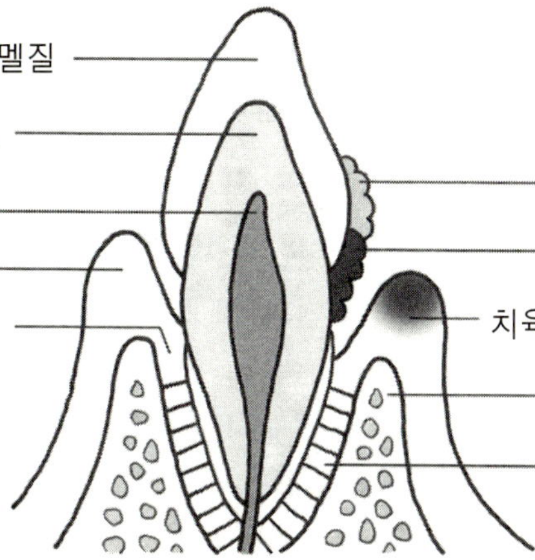

건선증의 항에서도 정확한 결과를 얻기 위해 환자는 자신이 알로에 베라 크림을 도포하였는지 아닌지를 몰랐었다. 파인 의사의 연구도 똑같은 이유 때문이다.

알로에 베라 겔이 도포된 장소를 환자가 알면 심리적인 이유로 도포된 부위의 효과가 더 있을 수 있다.

치근막의 수술 후 통증과 부기를 조사하였다.

— 그 결과, 5명 중 4명이 알로에 베라 겔 엑기스를 도포한 부위가 통증과 염증이 적어졌다고 증언하였다

경험이 있는 분도 계시겠지만, 치과에서 수술을 하면 그 부위에 통증

이나 염증이 생긴다. 이것은 수술한 부위에 프로스타글란딘이나 트롬복산이라는 염증을 일으키는 물질이 만들어지기 때문이다.

— 알로에 베라 겔 성분은 염증을 일으키는 물질이 만들어지지 않도록 작용하여, 그 결과로서 통증이나 염증을 경감시킨다

또 하나, 알로에 베라는 치과수술 후의 상처 치료에도 효과가 있다. 일반적으로는 치과에서 수술한 후 봉합한 부분이나 상처, 그리고 궤양 부위로부터 배어나오는 액을 흡수하기 위하여 가제를 사용하고 있다.

이 가제 대신에 알로에 베라의 다당체인 아세만난으로 만든 얇은 필름을 사용할 때가 있다. 이러한 얇은 필름을 사용하면 봉합된 부분이나 상처, 그리고 궤양부분의 치료가 빨리 이루어진다.

아세만난 필름은 이미 의료용구로서 판매되고 있다. 장의 궤양 등에도 동일한 효과가 기대되고 있어 현재 임상연구가 활발히 진행되고 있다.

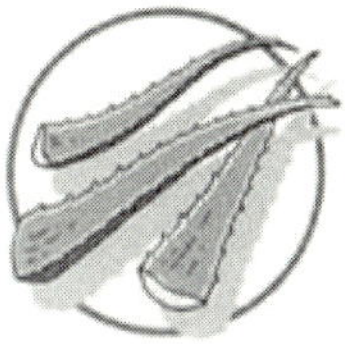

치질 증상을 개선하고 싶다

일본인 5명 중 1명은 치질을 가지고 있다.

치질에는 항문이 찢어지는 치열, 치핵, 항문이 곪는 치루가 있다. 알로에 베라는 특히 가정에서 처치가 가능한 항문이 찢어지는 치열, 치핵에 효과적이다.

치열이나 치핵의 주 원인 중 하나가 변비이다. 변비가 되면 힘을 주어 배설하려고 한다. 이 때 항문 주위의 가느다란 정맥에 상처가 난다.

— 알로에 베라를 섭취하게 되면 장이 조정되어 연동운동이 활발해진다. 이것으로 변통이 좋아져 치질이 개선된다. 또 혈액 순환을 좋게 해주는 성분의 작용으로 혈행이 좋아져 환부의 울혈이 제거되고, 통증도 없어진다. 더욱이 새로운 세포를 만드는 작용으로 상처 난 환부도 신속히 회복된다

치질에 대한 효과를 높이고 싶을 때에는 환부를 청결히 하고, 알로에 베라 엑기스를 도포하는 일도 같이 해 보는 것이다. 이렇게 하면 내부와 외부로부터의 이중효과에 의해 치질이 빨리 치료된다.

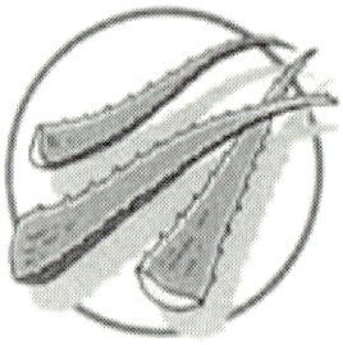

숙취나 차멀미를 방지하고 싶다

알로에 베라에는 숙취나 차멀미를 방지하는 작용도 있는데, 우선 숙취부터 설명하기로 한다.

1996년 알로에가 알코올의 분해를 촉진하고, 숙취를 방지하는 효과가 있는 것이 확인되었다. 이러한 효과를 보고한 것은 藤田보건위생대학 종합의과학 연구소의 川井薰 선생그룹이었다.

川井 선생그룹의 대상은 건강한 성인 17명으로, 이들을 2그룹으로 나누었다.

① 알로에 전엽을 동결시켜 건조시킨 정제를 투여한다.
② 프라세보(가짜약 = 전분에 착색한 정제)를 투여한다.

이렇게 두 그룹으로 나누어 알코올을 마셨을 때 어떤 차이가 있는지 조사하였다.

◎ 맥박, 혈압, 혈액 중의 알코올 농도에는 거의 차이가 없었다.
◎ 알코올을 마신 후 30분 후, 60분 후의 혈중 아세트알데히드의 농도를 비교하면 알로에를 투여한 그룹이 훨씬 낮았다.

아세트알데히드는 알코올이 산화되어 만들어진 유독물질이다. 술에 취해 머리가 아프기도 하고 메스꺼워지는 현상이나 숙취를 일으키는 원인 물질이 아세트알데히드이다. 川井 선생의 연구는 알로에로 인해 간장이 아세트알데히드를 깔끔히 분해한다는 것을 나타내었다.

川井 선생의 연구에서는 키다치 알로에가 사용되었지만, 알로에 베라에도 동일한 효과가 기대된다. 알로에 베라에도 간장의 작용을 정상으로 만들어 주는 작용이 확인되고 있기 때문이다.

알로에 베라를 섭취하면 다음과 같은 형태로 숙취가 방지된다.

① 혈액의 순환을 좋게 하는 알로에 베라의 효과가 간장의 문맥 흐름을 좋게 하여 간장의 작용을 도와준다. 이것으로 술에 취해 머리가 아프기도 하고, 메스꺼워지는 현상이나 숙취가 예방된다.

② 다당체나 여러 가지 영양소가 간장의 해독기능을 도와 술에 취해 머리가 아프기도 하고, 메스꺼워지는 현상이나 숙취가 예방된다.

또 대량의 알코올을 마시면 아세트알데히드가 대량으로 만들어진다. 이러한 알코올을 분해하기 위해 간장은 큰 부담을 지게 됨으로 간장의 기능을 저하시키게 된다.

단지 술에 취해 머리가 아프기도 하고, 메스꺼워지는 현상이나 숙취가 되지 않기 위해서만이 아니라 간질환에 걸리지 않기 위해서도 알코올을 좋아하는 사람에게는 알로에 베라를 섭취할 것을 권장한다.

같은 「취기」라도 원인이 다르지만, 차멀미에도 알로에 베라의 효과가 기대된다. 차멀미의 경우에는 자율신경이 관계하고 있다.

버스나 자동차, 전차를 타면 우선 몸이 흔들리는 요동이 있다. 더욱이 주위의 경치가 눈앞에 어지럽게 변해간다. 이러한 것이 원인으로 자율신경이 긴장하게 된다. 그 결과 구토기나 두통, 식은땀과 같은 차멀미 증상이 나타난다.

더욱이 심리적인 문제도 있다.

「오늘도 멀미 할지 몰라, 반드시 멀미 할 거야」

언제나 차멀미를 경험하고 있는 사람은 이러한 불안감에 싸여 있다.

— 불안감을 갖게 되면 자율신경에 작용하여 일종의 자율신경 실조증

이 된다. 이러한 자율신경 실조증과 같은 상태로부터도 차멀미가 일어나는 경우가 있다. 알로에 베라에는 정신을 안정시켜 불안감을 제거하고, 자율신경을 안정시켜 주는 작용이 있다. 이러한 것이 차멀미에 효과를 발휘한다

또 수면부족, 특히 위장의 상태가 나쁠 때에도 차멀미가 일어난다. 알로에 베라에는 위장의 상태를 정비하는 작용이 있어 이러한 작용이 차멀미로부터 보호한다.

차에 타기 전에 알로에 베라를 먹어 두면 차멀미의 위험이 대폭 줄어든다. 더욱이 평소에 먹어 두면 차멀미가 일어나지 않는 체질을 만들 수가 있다.

제5장

미용 · 안티에이징에 사용하고 싶은 알로에 베라

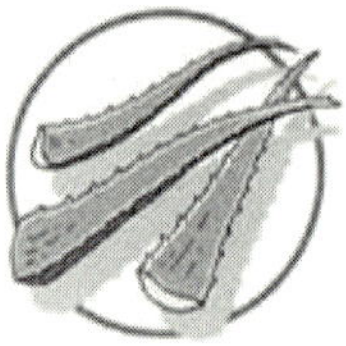

아름다움의 제일 큰 적 변비를 해결하고 싶다

이제까지 질병이나 증상에 대한 알로에 베라의 효과에 대하여 설명드렸다. 이 장에서는 미용이나 안티에이징(항노화)에 대한 알로에 베라의 효과를 말하려고 한다.

먼저 변비에 대한 효과이다.

여성이라면 변비가 얼마나 아름다움의 큰 적인지를 실감하고 있을 것이다.

대변이 잘 통하지 않으면 장에 독소 성분이 쌓이게 된다. 독소 성분은 혈액으로 스며들어 피부에 분비물을 만들어 내는 외에 건강에 여러 가지 해를 끼치게 된다.

— 변비는 아름다움의 큰 적일 뿐 아니라, 변비는 대장암의 원인도 된다. 「고작 변비」라고 얕보아서는 안 된다

대장암을 방지, 피부를 아름답게 보존하고 싶으면 변비는 절대로 빨리 해결하지 않으면 안 된다.

변비라고 한 마디로 말하지만 몇 가지 원인이 있다.

① 대장의 작용이 쇠약해지고, 장의 연동운동이 약해져 대변을 내보낼 수 없다(이완성 변비).

② 대장의 어딘가가 긴장하여 대변이 막힌다(긴장성 변비).

③ 직장의 신경이 마비되어 대변이 막힌다(마비성 변비).

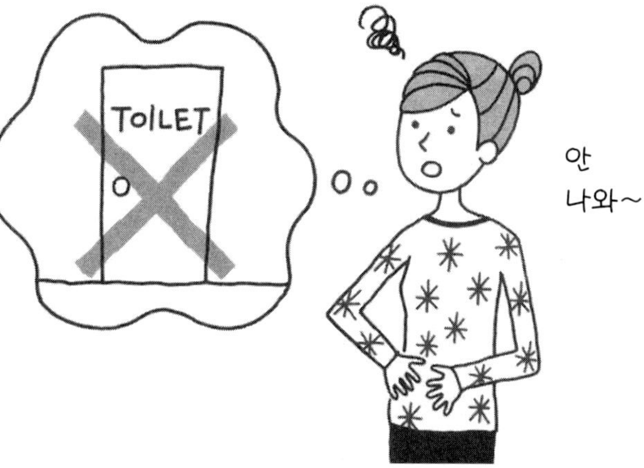

장을 조정하는 식품으로서 알로에는 예전부터 그 기능이 인정되어 왔다. 알로에 베라는 이러한 세 가지 변비에 모두 효과를 나타낸다.

近畿大學 동양의학 연구소의 有地 교수그룹은 임상연구로 이러한 효과를 확인하였다.

상습 변비환자인 남성 10명, 여성 80명을 대상으로 삼았으며, 1정 중에 알로에 엽 분말 0.09그램, 일본 약국방 알로에 엽 분말 0.1그램이 배합된 정제를 복용시켰다.

연구에서 이 정제를 아침과 저녁 식전에 1일 2회(1회 3정), 14일간 복용시켰다. 그 결과 90명 중 62명에게서 유효한 결과를 얻었으며, 유효율은 실로 68%나 되었다. 그러나 부작용 같은 것은 위통이 2명, 설사 1명뿐이었다.

— 알로에 베라는 장의 작용을 정상으로 만들고, 장이 연동작용을 잘 할 수 있게 한다. 그렇게 하여 대변을 잘 내보내게 하면 변비는 해소된다

실제로 영국의 꼬리아 의사와 아랍에미리트 연합국의 압살 의사는 알로에 베라 겔 엑기스가 소화관 운동을 왕성하게 하는 작용을 확인하였다.

장 연동운동을 정상으로 만드는 작용에는 식이섬유도 빼놓을 수 없다. 알로에 베라에는 펙틴, 만난, 셀룰로오스 등의 식이섬유가 가득 함유되어 있다. 더욱이 장을 정비하는 작용이 식이섬유 이상으로 여겨지는 다당체도 풍부하다.

— 알로에 베라에는 장을 정상으로 하고, 연동운동을 잘하게 하는 식이섬유가 풍부히 함유되어 있다. 장을 정비하는 뛰어난 작용을 갖고 있는 다당체도 많아 그 상승작용으로 변비가 해소된다

변비를 해결하기 위해서는 모름지기 장을 정상적인 상태로 만드는 것이 중요하다.

변비해결을 위해서 열심히 식이섬유를 섭취하기도 하고, 식이섬유를 함유한 음료를 마시는 분도 계실 것이다. 그런 분은 한번 알로에 베라를 시음해 보는 것도 좋다고 생각된다.

주름이나 처짐을 방지 피부의 탄력을 되찾고 싶다

미용이라고 말하면, 우선 피부의 문제가 떠오른다. 알로에 베라에는 피부의 상태를 정상으로 만들어 주름이나 처짐을 방지함으로써 피부의 탄력을 되찾게 하는 작용이 있다.

알로에 베라의 피부에 대한 효과를 말하기 전에 기본적으로 피부의 구조를 이해하도록 하자.

우리들의 피부는 바깥쪽으로부터 표피, 진피, 피하조직의 세 부분으로 구성되어 있다. 이 중 표피는 바깥쪽으로부터 각질층, 과립층, 유극층, 기저층의 4개의 층으로 되어 있다.

표피의 세포는 가장 안쪽의 기저층에서 만들어져, 다음에 바깥쪽으로 밀어내어져 표면의 각질층이 된다. 그리고 마지막에는 때가 되어 떨어져 나간다.

기저층으로부터 각질층까지가 14일간, 그리고 때가 되어 떨어져 나갈 때까지가 14일간 소요된다. 정상적인 피부라면 28일의 주기로 다시 태어나게 된다. 이것이 「턴 오-버」로 불려지는 피부의 주기이다.

피부의 주름이나 처짐과 가장 관계가 깊은 것이 진피 부분이다.

여기에는 콜라겐과 엘라스틴이 기본구조를 만들고, 그 사이를 보호성분인 히아루론산 등이 채워져 있다. 콜라겐은 단백질이지만 응접실 소파와 비교하면 소파의 스프링에 해당한다.

나이를 먹으면 주름이 늘어나기도 하고, 피부 처짐이 신경 쓰이기도 한다. 원인은 스프링에 해당하는 콜라겐이 적어져서 피부가 탄력을 잃

피부의 구조

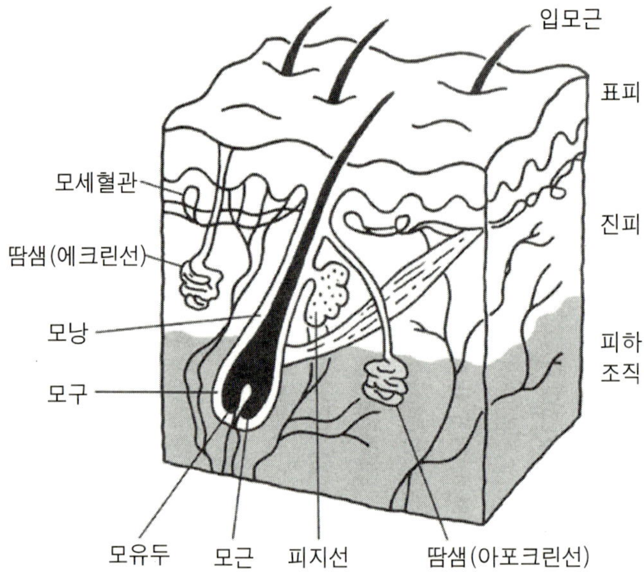
입모근
표피
진피
피하
조직
모세혈관
땀샘(에크린선)
모낭
모구
모유두
모근
피지선
땀샘(아포크린선)

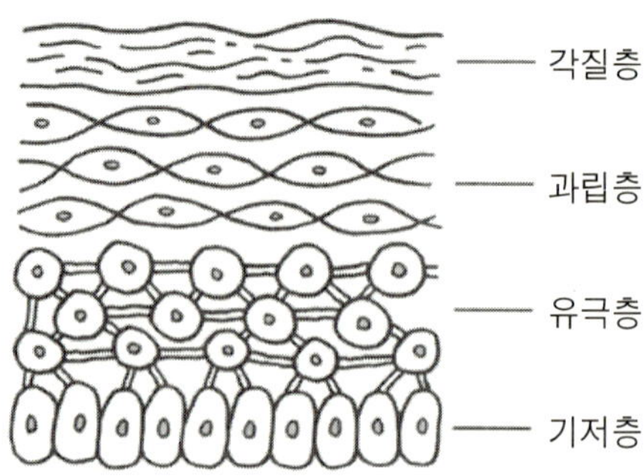
각질층
과립층
유극층
기저층

기 때문이다.

「주름이나 처짐을 방지하고, 피부의 탄력을 되찾기 위해서는 콜라겐이 왕성하게 만들어지면 좋다」

여기까지 읽은 분은 이해가 될 것이다. 그렇다. 알로에 베라에는 **콜라겐을 활발하게 만드는 작용**이 인정되고 있다. 여성에게 있어 기분 좋은 이러한 작용을 보고한 사람은 폴란드의 바르샤바 의과대학의 스타쇼우 교수이다.

스타쇼우 교수는 피부에 알로에 베라 겔 엑기스를 도포하면 콜라겐이 만들어지는 것을 발견하였다. 1984년의 일이었지만, 이것은 알로에 베라 겔 엑기스에 함유된 알파 위치에 수산기를 가진 유기산인 사과산, 주석산, 그리고 비타민 C 등의 효과라고 생각된다.

「피부에 도포한 효과겠지요. 알로에 베라 주스를 마시면 어떻게 됩니까?」

그런 걱정은 필요 없다. 알로에 베라 주스를 마셔도 동일한 효과를 볼 수 있다. 그 이유를 설명한다.

진피의 콜라겐은 같은 진피에 있는 섬유아세포에서 만들어진다.

스타쇼우 교수의 실험에서는 피부에 알로에 베라 겔 엑기스를 도포하였다. 이렇게 함으로써 콜라겐이 증가하였다고 하는 것은 피부로부터 스며든 알로에 베라의 영양소와 유용성분이 진피의 섬유아세포를 자극하여 콜라겐을 만드는 능력을 높였기 때문이다.

말할 필요도 없지만 피부는 내부에서부터 만들어진다.

— 알로에 베라 겔 주스를 마시면 알로에 베라의 영양소나 유용성분은 혈액을 타고 섬유아세포로 운반되어 섬유아세포를 자극한다. 그러면 콜라겐을 만드는 능력이 높아져 주름이나 처짐을 방지하고, 피부의 탄력을 원래 상태로 돌려놓을 수 있다

알로에 베라 주스를 마시면 더욱 좋은 일이 있다. 얼굴의 피부만이

아니라 전신의 섬유아세포로 영양소와 유용성분이 두루 공급되게 된다.

— 얼굴만이 아니고 전신의 피부에 탄력이 돌아오고, 목욕탕에서 피부에 물방울이 떨어지면 튕기는 젊은 피부가 되는 것도 기대된다

더욱이 알로에 베라에 함유되어 있는 다당체에는 수분을 잡아주는 작용이 있다. 피부의 윤택함이나 촉촉함도 유지되어, 여성에게는 기분 좋은 결과를 가져오게 될 것이다.

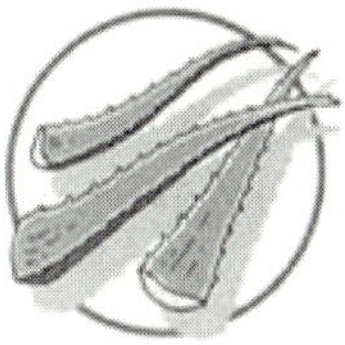

기미나 검은 얼룩으로부터 피부를 지키고 싶다

피부에서 기미나 검은 얼룩도 큰 문제이다.

「알로에 베라로 기미가 없어졌다. 피부가 깨끗해졌다」

자주 이런 이야기를 듣는다. 이러한 미백효과는 알로에 베라의 다음과 같은 2가지 작용의 결과라고 생각된다.

① 기미나 검은 얼룩 자체가 생기기 어렵게 한다.

② 기미나 검은 얼룩의 원인이 되는 자외선의 작용을 방지한다.

그 전에 먼저 왜 기미나 검은 얼룩이 생기는가를 생각해 보자.

기미나 검은 얼룩의 정체는 멜라닌 색소이다. 여러분도 알고 있으리라고 생각되지만 가장 큰 원인은 자외선이다.

자외선에는 A파(UVA), B파(UVB), C파(UVC)라는 3종류가 있다. 지상에 도달하는 것은 A파와 B파이고, 기미와 검은 얼룩과 관련이 깊은 자외선은 B파이다.

C파는 지구를 감싸고 있는 오존층에서 흡수된다. 단, 지구 온난화 때문에 오존층이 파괴되어 지구에 도달하는 C파가 증가하고 있는 것이 걱정이다.

B파를 쪼이면 흑색계통의 멜라닌 색소가 만들어진다. 멜라닌 색소가 만들어지는 것은 표피의 제일 아래쪽인 기저층에 있는 색소세포(멜라노사이드)이다.

「기미나 검은 얼룩의 원인이 되는 멜라닌 색소는 만들어지지 않았으

기미가 생기는 방식과 기미의 여행

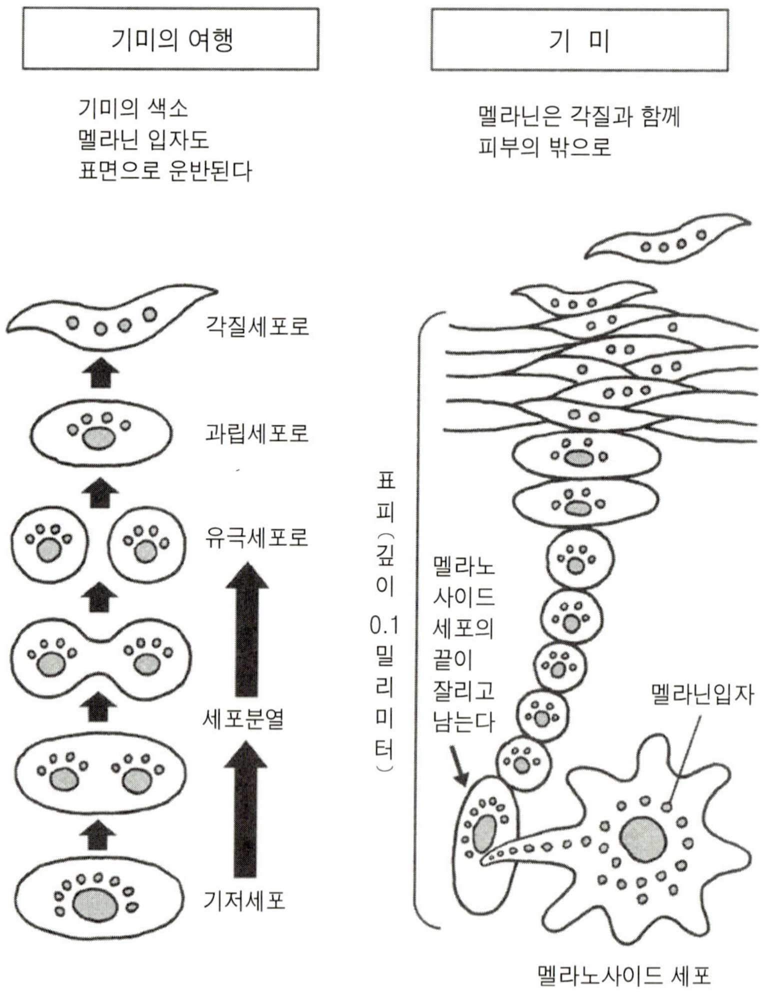

면 좋겠다」

여성이라면 이렇게 생각할지 모른다. 왜 멜라닌 색소가 만들어지는가를 말하자면 자외선이 진피에 도달하지 못 하도록 하게 하는 우리 몸의 방어수단인 것이다.

피부의 세포가 정상으로 작용하고 있다면 턴 오-버에 의해 멜라닌 색소는 피부의 바깥으로 운반되고, 얼마 지나지 않아 때와 함께 떨어져 나간다. 그러나 대량으로 만들어지거나 그대로 피부에 남기라도 하면 기미나 검은 얼룩이 된다.

멜라닌 색소가 만들어질 때 타이로시나제라고 하는 효소가 작용한다.

— 알로에 베라에 함유되어 있는 알로에신이나 그와 관련 화합물은 멜라닌 색소를 만드는 타이로시나제의 작용을 억제한다. 타이로시나제가 작용하기 어려워지면 멜라닌 색소도 만들어지기 어렵다

타이로시나제의 기능을 억제하는 작용을 전문적으로는 「타이로시나제 저해작용」이라고 하지만, 뭐라 해도 타이로시나제를 억제하는 알로에신의 파워는 비타민 C와 동일한 정도이다.

더욱이 이러한 알로에신은 사람의 피부로부터 소량이지만 흡수된다. 또 알로에 베라에는 DNA의 합성을 촉진하는 작용이 있다.

— DNA의 합성을 촉진하는 작용 때문에 표피세포가 증가하여 턴 오-버가 정상으로 된다. 턴 오-버가 정상으로 되면 만들어진 멜라닌 색소는 속속 피부의 바깥쪽으로 운반되어 최후에는 때와 함께 떨어져 나가 기미나 검은 얼룩에 대한 걱정을 없애준다

다음으로 「자외선 작용의 방지」이지만, 여기에 대해서는 동물실험을 한 보고가 있다.

실험에서는 먼저 마우스에 자외선을 4일간 쪼인다. 그런 다음 기미를 침착시키는 약을 도포하고, 마우스를 2개의 그룹으로 나눈다.

① 아무것도 처치하지 않은 그룹
② 알로에 베라 겔을 도포한 그룹

이렇게 하여 경과를 관찰하였더니 아무것도 처치하지 않은 ①그룹은 심한 염증을 일으켰다. 한편 ②그룹에서는 그다지 심한 염증은 생기지 않았다.

— 알로에 베라 겔에는 자외선의 작용과 거기에 따른 피부염증을 억제하는 효과가 있다

이와 비슷한 동물실험 결과에서 알로에신을 외용으로 사용한 경우에도 그 효과가 인정되었으며, 알로에 베라의 이러한 작용이 자외선을 받아서 생긴 기미나 검은 얼룩을 방지한다는 것을 알 수 있다.

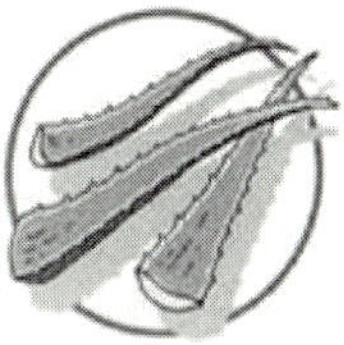

자외선에 의해 햇볕에 탄 통증을 가라앉히고 싶다

여름의 즐거움을 말한다면 해수욕이다.

「어린 시절에 부모님과 함께 해수욕장에 갔었다네. 즐거웠었다네!」

어른이 되어서 지난 일을 기억하며 정겹게 상기하는 사람도 있을 것이다.

또 최근에는 여름휴가나 겨울휴가를 맞아 해외의 해변 리조트에서 많은 사람들이 바캉스를 즐기고 있다. 수영을 하기도 하고, 서-핑을 하기도 하면서 많은 사람이 새까맣게 되어 귀국한다.

예전에는 「구릿빛의 피부」라든가 「햇볕에 타서 새까맣게 된 편이 건강하게 보인다」고 말하면서 햇볕을 쪼여 피부를 태우는 것이 대유행이었다.

— 실은 햇볕에 타는 것은 「자외선에 의한 화상」이다

최근에는 자외선이 피부암의 원인이 되는 것을 알게 되었다. 특히 어린아이들이 햇볕에 타는 것은 주의해야 하며, 자외선을 과잉으로 쪼이면 위험하다고 이해하지 않으면 안 된다.

예를 들면 오스트레일리아 등에서는 정부가 햇볕에 타는 것을 방지하기 위하여 적극적으로 대처하고 있다. 그 이유는 이 지역에서 피부암의 발생률이 세계에서 제일 높기 때문이다.

오스트레일리아의 자외선 양은 일본의 5～7배이다. 남극 상공의 오존층 파괴가 진행되고 있기 때문에 강한 자외선에 의한 피부암이 많이 발생하게 되었다.

「피부암은 두렵지만 해수욕이나 서-핑, 다이빙을 즐기고 싶다」

이렇게 생각하는 분에게 알로에 베라를 권장한다.

1994년 아메리카의 바아가 의사그룹은 자외선을 받아서 빨간 반점이 생긴 피부에 알로에 베라가 어떤 효과를 가져 올 것인지, 임상실험을 실시하였다.

— 알로에 베라 겔을 도포하지 않은 사람과 비교하여 알로에 베라 겔을 도포한 사람은 발군의 치료효과를 나타냈다. 알로에 베라는 자외선에 의한 햇볕에 타는 것에 유효하다는 것이 증명되었다

햇볕에 타는 피부에 효과를 발휘하는 이유는 화상의 경우와 같다.

햇볕에 타면 피부가 새빨갛게 되어 화끈거리고 통증 때문에 잠도 못 자고, 욕탕에 들어가면 햇볕에 탄 부분이 아파서 눈물이 나온다. 이렇게 햇볕에 탄 후 염증이나 통증이 있을 때 알로에 베라는 절대적인 효과를 발휘한다.

강한 자외선을 쪼이는 것은 해수욕만이 아니다. 피부가 약한 사람은 옥외 풀장에서 햇볕에 타는 경우도 있다. 높은 산에 등산 가서도 강한 자외선 때문에 햇볕에 탄다. 이러한 자외선 때문에 햇볕에 타는 경우에도 알로에 베라는 그 효과를 발휘한다.

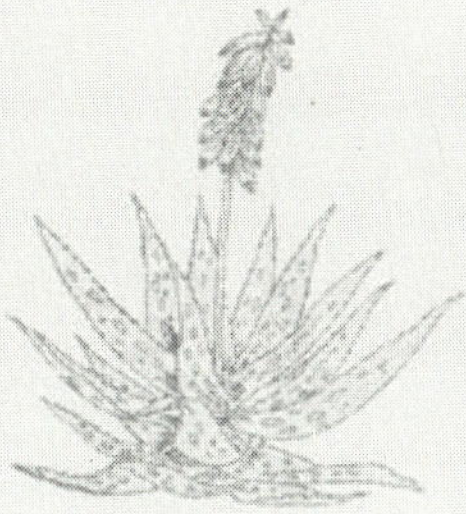

안전한 알로에 베라 제품을 선택하는 방법

현재 여러 가지 알로에 베라 제품이 판매되고 있다. 저자의 경험으로 효과가 좋은 제품을 선택하는 3가지 포인트를 소개한다.

① 산지가 확실히 표기되어 있는 것. 알로에 제품의 주산지는 아메리카 남부와 도미니카이므로 이것을 기준으로 일조시간이 긴 지역의 알로에 베라를 선택하면 좋을 것이다.

② 재배에서 제품화까지 일관되게 생산하고 있는 메이커의 제품을 선택하는 것이 좋다. 알로에 베라의 효과를 보기 위해서는 무엇보다도 품질이 제일이다. 재배에서부터 제품화까지 일관되게 생산하고 있는 메이커라면 엄격한 품질관리 시스템을 완비하고 있을 것이다. 그러한 시스템은 안심하고 사용할 수 있는 품질이 뛰어난 알로에 베라 제품을 제공할 수 있다.

③ 당연하지만 알로에 베라를 주원료로 하여 기타 첨가물이 적은 제품을 선택하는 것이다. 예를 들면 입맛을 좋게 하기 위해서 소량의 호박산을 첨가하거나 방부제를 첨가한 제품도 있다. 중요한 다당체인 아세만난 대신에 부형제로서 덱스트린을 혼합하기도 하는 경우가 있으므로 주의하기 바란다.

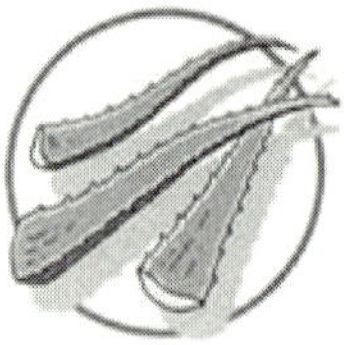

여드름 피부를 깨끗이 하고 싶다

알로에 베라의 미용효과에는 여드름 피부에 대한 작용도 있다.

여드름은 「청춘의 심볼」이라고 말하기도 하지만, 미용상으로는 심각한 고민거리이다. 중년 이상인 사람도 변비 등으로 체내에 독소가 쌓이면 여드름이 나는 경우도 있다.

— 세균에 의한 염증 때문에 생긴 여드름은 알로에 베라의 살균력이 여드름을 억제한다. 변비로 인해 여드름이 생긴 경우는 알로에 베라가 장의 작용을 정상으로 만들고, 연동운동을 잘 하도록 하여 변비를 해소함으로써 여드름이 치료된다

알로에 베라의 여드름에 대한 효과를 보고한 것은 캘리포니아 주 아크네연구소의 훌루톤 소장이다. 임상연구가 이루어진 것은 1987년 18명의 중증 여드름 환자를 대상으로 하였다.

이러한 임상연구에서는 환자들의 얼굴 표면에 기기를 사용하여 우선 매끈매끈하게 하였다. 그런 다음 얼굴 반쪽에 각각 다음과 같은 처치를 하였다.

① 얼굴의 반쪽에 알로에 베라 겔을 도포

② 나머지 반쪽에 폴리에틸렌글리콜 크림을 도포

폴리에틸렌글리콜은 많은 약품에 사용하는 연고제이다. 이 실험에서 사용된 크림에는 이 폴리에틸렌글리콜을 섞어 놓았다.

여드름의 종류와 생기는 방식

농포형

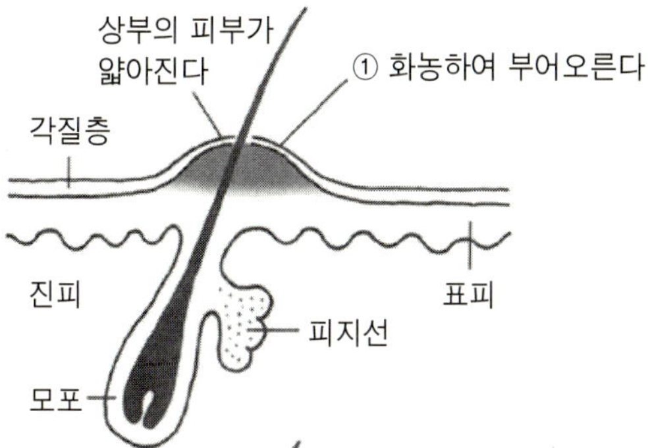

구진형

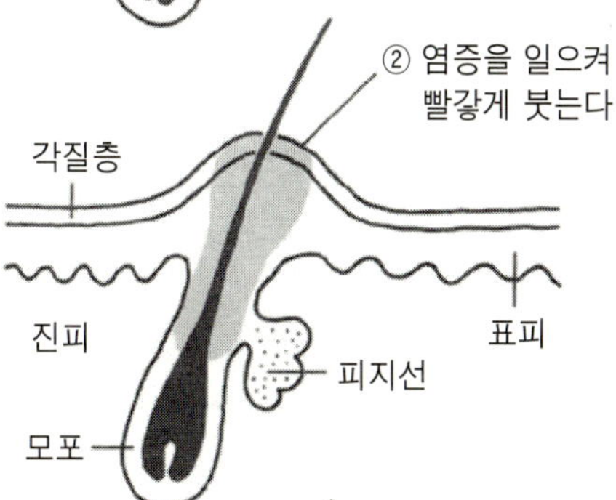

면포형

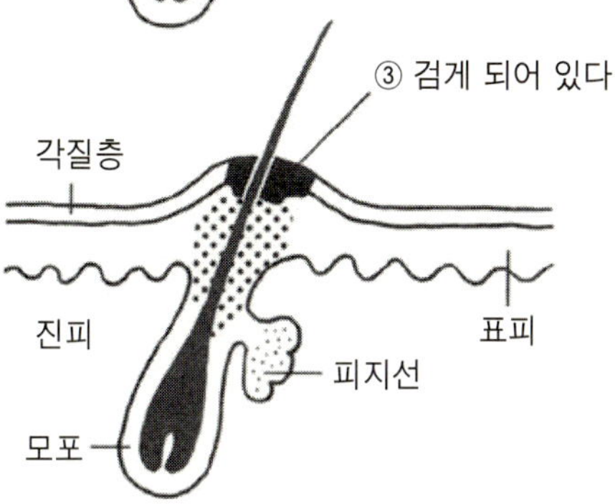

1일 후 알로에 베라 겔을 도포한 부분에서 혈관이 수축하여 부종이 꽤 개선되었다. 3～4일 경과 후 여드름으로부터 스며 나오는 액이 적어져 외막이 덮이는 것이 관찰되었다. 더구나 5～6일 경과 후에는 피부의 재생이 완료되어 중증인 여드름이 완치되었다.

여드름이라고 하면 자이언츠 시절의 松井秀喜 야구선수의 여드름이 상당히 심했다. 양키즈에 입단해서부터는 그러한 여드름이 거짓말처럼 없어져 깨끗한 피부가 되었다.

스포츠 신문이나 잡지에는「성형 의혹」등으로 기사화되었지만, 그 비밀은 알로에 베라에 있었다. 松井 선수는 1998**년부터 알로에 베라 주스를 섭취하고** 있었다.

알로에 전문가로서 저자는 텔레비전 방송국으로부터 이에 관한 질문을 받았다.

「대변이 잘 통하게 되어 체질 개선이 이루어져 미용효과가 있었던 것은 아닌지……」

이렇게 답변하여 두었지만, 松井 선수의 여드름 제거에는 알로에 베라가 위력을 발휘하였다고 확신한다.

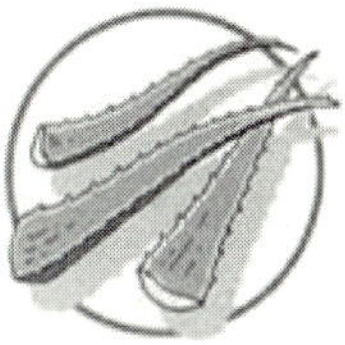

무리 없이 다이어트를 하고 싶다

일본에서는 남성이나 여성 모두 다이어트를 좋아하는 것 같다.

「다이어트로 멋진 균형 잡힌 몸매를 갖고 싶다」

다이어트를 생각하는 여성은 아마도 균형 잡힌 몸매를 유지하고 개선하는 것이 가장 큰 관심인 것 같다.

한편, 남성은 다음과 같이 생각하고 있는 사람이 많을 것이다.

「비만은 질병의 가장 큰 원흉이다. 다이어트를 하여 비만이 되지 않도록 하고 싶다」

비만이라는 것은 일반적으로 지방이 과잉 비축된 상태이다. 비만도를 나타내는 것으로 「BMI(체격지수)」가 알려져 있다.

BMI는 체중(킬로그램)을 신장(미터)의 2제곱으로 나누어 계산한다. 그 숫자로부터 다음과 같이 비만도를 판정한다.

① BMI 25 이상 …… 비만
② BMI 18.5～25 …… 보통 체중
③ BMI 18.5 이하 …… 저체중(야윔)

보통 체중인 사람과 비교하여 비만인 사람은 생활습관병에 걸릴 확률이 높다는 것은 잘 알려져 있다. 당뇨병은 약 5배, 고혈압은 약 3.5배, 심장병은 약 2배, 관절장해는 약 1.5배나 된다.

또 비만은 메타볼릭 증후군(대사이상)의 전제가 되고 있다(웨스트 직경이 남성의 경우 85센티미터 이상, 여성은 90센티미터 이상). 그러나 메타볼릭 증후군이 되지 않기 위해서도 비만을 해소하는 것은 매우 중요한 조건이다.

— 올바른 다이어트를 하면 비만으로부터 탈출하여 메타포나 생활습관병을 예방하고, 스타일도 좋게 한다

이러한 점에서 올바른 다이어트는 큰 의의가 있다.

그러나 다이어트에 좀처럼 성공하지 못하는 분이 많다는 것도 사실이다. 다이어트가 잘 되지 않는 이유는 다이어트 방법에 무리가 있기 때문이다.

제1장에서 저자도 참여한 텍사스 대학의「알로에 베라・프로젝트」를 소개하였다. 이 프로젝트의 최종적인 목표는「안티에이징을 실현하는 알로에 베라」연구였다. 그 전제조건이「다이어트 보조식품」, 요컨대 비만을 해소하는 소재로서 알로에 베라의 모습을 밝히는 것이었다.

알로에 베라는 무리 없는 다이어트에 매우 적합하다. 다음과 같은 작용으로 알로에 베라는 빠르고, 확실한, 그리고 무리 없는 다이어트를 실현하여 준다.

① 변비를 해소하고, 장내의 환경을 정비한다.

변비는 비만의 큰 원인이다. 살을 빼기 위해서는 우선 변비 체질을 개선하지 않으면 안 된다.

알로에 베라에는 장의 상태를 정비하고, 연동운동을 촉진하여 대변이 잘 통하도록 하는 작용이 있다. 그리고 펙틴이나 만난, 셀룰로오스 등 변비의 해소에 유효한 식이섬유가 가득 함유되어 있다. 더욱이 다당체에는 대장의 장벽으로부터 변통을 좋게 하는 물질을 분비시켜 배변을 쉽게 하는 작용이 있다. 만난의 성분인 만노오스에 영양가가 없는 것은 제2장에서 말하였다.

이러한 알로에 베라의 장을 정비하는 작용이 발휘되면 변비도 해소

될 뿐 아니라 잇달아 몸의 상태도 좋아지는 것을 실감하게 될 것이다.

② 세포의 작용을 정상으로 만든다.

아메리카에서는 알로에 베라가 노화를 방지하고, 신체의 젊음을 유지하는 건강식품으로서 인기를 모으고 있다. 알로에 베라의 다당체에는 세포의 작용을 정상으로 만들고, 신진대사를 활발히 하는 작용이 있다는 것이 알려져 있기 때문이다.

알로에 베라를 사용한 무리 없는 다이어트에서도 세포의 작동을 정상으로 만드는 알로에 베라의 작용이 높은 효과를 나타내고 있다.

— 새로운 세포가 만들어질 때 대량의 에너지가 필요하다. 알로에 베라를 섭취하면 세포의 신진대사가 정상이 되며, 에너지원으로서 체지방이 계속해서 연소되어 간다

이러한 작용으로 알로에 베라는 무리 없는 다이어트를 가능하게 하여 준다. 다이어트가 성공한다고 하여도 피부의 윤기나 탄력이 없어지면 문제이다.

이미 말씀드린 바와 같이 알로에 베라는 비타민 C가 관여하여 콜라겐을 만드는 능력을 높이고, 피부의 탄력을 유지하여 준다. 다당체나 사과산, 비타민 C 등은 피부 중의 수분을 충분히 잡아주어 촉촉하고 윤기 있는 피부를 가지게 한다.

— 무리 없이 다이어트를 하면서 피부에 윤기와 탄력을 준다

이것이 알로에 베라를 다이어트 보조식품으로 사용한 기분 좋은 결론이다.

알로에 베라를 다이어트 보조식품으로 사용하면 신체에 무리한 부담 없이 다이어트의 효과가 매우 높아진다. 더욱이 안티에이징 효과도 더해져 신체는 질병에 잘 걸리지 않게 되고, 미용효과도 기대된다. 이것이 알로에 베라가 일석삼조의 다이어트 효과가 있다고 하는 이유이다.

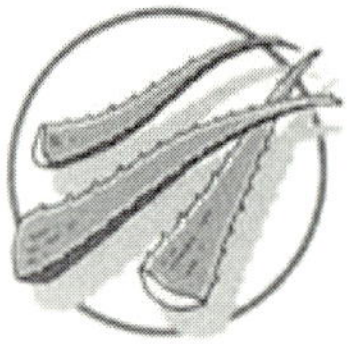

스트레스를 해소하고 싶다

미용과 안티에이징(항노화)에 있어 스트레스는 매우 큰 적이다.

「최근 기운이 없어 보이는데, 무슨 일이 있었나?」

「스트레스가 쌓인 것 같애! 몸 상태가 별로 좋지 않네」

우리들은 자주 이러한 이야기를 하지만, 스트레스란 애당초 물리학 용어로 「물체에 외적인 힘이 가해져 생긴 일그러짐」이라는 의미이다. 정신의학자인 세리에 박사가 그러한 생각을 인간의 신체에 응용하면서부터 일반적으로 사용하게 되었다.

우리들이 스트레스를 받으면 그 자극에 의해 부신으로부터 코티손(cortisone)이라는 호르몬이 분비된다. 또 하나 부신으로부터 스트레스에 대항하는 작용을 가진 DHEA(dehydroepiandrosterone)라는 항스트레스 호르몬이 분비된다.

「예전에는 하룻밤 자고 나면 스트레스가 없어졌는데, 최근에는 스트레스가 잘 해소되지 않는다」

이러한 소감을 가지고 있는 분도 계실 것이다.

— 나이를 먹으면 스트레스에 의해 분비되는 코티손 양이 증가하고, 그 반대로 스트레스에 대항하는 항 스트레스 호르몬인 DHEA의 분비량이 감소하여 간다. 이것이 연령 때문에 스트레스가 좀처럼 해소되지 않는 이유 중 하나이다

스트레스는 단지 정신적인 피로를 가져올 뿐만 아니라 신체의 건강

에도 악영향을 미친다.

먼저 스트레스는 자율신경의 밸런스를 깨뜨린다.

잘 알고 있는 바와 같이 자율신경에는 「교감신경」과 「부교감신경」이 있다. 2개의 시소와 같은 관계로 한쪽의 작용이 강해지면 다른 한쪽이 약해진다.

교감신경은 「긴장신경」이라고도 불리며, 주로 주간에 작용한다. 한편, 부교감신경은 「릴랙스(이완)신경」이라고도 말하며, 주로 수면 중에 작용한다.

이러한 자율신경이 균형을 이루어 작용하고 있을 때, 우리들은 건강하게 일상생활을 할 수 있다. 그러나 균형이 깨어지면 여러 가지 문제가 발생한다.

① 하고 싶은 마음이 없어진다 …… 「하고 싶은 마음을 일으키는 호르몬」인 도파민이나 「쾌락 호르몬」인 베타 엔돌핀의 분비가 억제된다.
② 조바심이 나고 혈압이 상승한다 …… 「공포 호르몬」인 아드레날린이나 「분노 호르몬」인 노르아드레날린의 분비량이 증가한다.
③ 밤에 잠이 잘 들지 않게 된다 …… 「수면 호르몬」인 멜라토닌이나 「휴식 호르몬」인 아세틸콜린이 분비되지 않기도 한다.

알로에 베라에는 스트레스에 대한 저항력을 갖게 하는 유용한 성분이 많이 함유되어 있다.

① 향기 성분 …… 이 성분은 과민해지기 쉬운 신경을 가라앉혀 주는 것 외에 자율신경의 균형을 이루도록 한다.
② 스트레스에 대한 저항력을 높여 주는 미네랄 …… 칼슘이나 마그네슘이 부족하면 초조해지기 쉽고, 정서가 불안정해진다. 그러한 작용으로부터 칼슘이나 마그네슘은 「항 스트레스 미네랄」이라고

◆ 고민이나 스트레스의 원인

【 전체 연령을 통한 상위 3위 】

제1위	제2위	제3위
자신의 건강・질병	장래・노후의 수입	수입・가계・대출금
32.1%	28.1%	23.2%

(후생노동성 「平成 16년도 국민생활 기초조사 개황」으로부터)

【 일상생활의 사건에 따른 스트레스도 】

워싱톤 대학의 토마스 홈즈 교수그룹이 일상생활에서의 사건과 스트레스를 연관시키는 방법을 고찰하고, 5,000명 이상의 환자에 대해 조사하였다. 거기에 따라 「사회적 재적응 평가척도」라는 스트레스도를 점수화한 것을 1967년에 발표. 이 표에서는 스트레스도의 최대치를 100으로 하였지만, 배우자의 사망이 스트레스도 1위로 100이다.

사회적 재적응 평가척도

사 건	값	사 건	값
배우자의 사망	100	직책의 변화	29
이혼	73	자식이 집을 떠남	29
이별	65	친척과의 트러블	29
근친 사망	63	배우자가 일을 시작, 또는 사직	26
자신의 부상이나 질병	53	입학・졸업	26
결혼	50	상사와의 트러블	23
해고	47	취업시간이나 직장환경의 변화	20
정년퇴직	45	주거의 변화	20
가족의 건강변화	44	학교의 변화	20
임신	40	수면습관의 변화	16
성적문제	39	식습관의 변화	15
친구 사망	37	휴가	13
다른 업무로 옮김	36	사소한 법률위반	11

도 불리워지고 있지만, 알로에 베라에는 칼슘이나 마그네슘이 풍부하다. 알로에 베라의 미네랄은 자율신경의 균형을 이루게 하여 스트레스에 대한 저항력을 키워준다.

스트레스는 또 활성산소를 대량으로 발생시킨다.

앞에서 말씀드린 바와 같이 암을 비롯하여 활성산소는 만병의 근원이다. 스트레스로부터 발생하는 활성산소를 없애기 위해서는 효소나 비타민, 미네랄이 대량으로 소모된다.

알로에 베라에는 효소의 원료가 되는 아미노산을 비롯하여 각종 비타민, 미네랄도 풍부하게 함유하고 있다. 스트레스 대책으로도 스트레스에 의한 활성산소 대책으로 알로에 베라 만큼 적당한 식품은 없다고 말할 수 있다.

빠지기 시작한 모발을 케어하고 싶다

탈모라고 하면 예전에는 중년 이상 남성의 문제였다. 그러나 최근에는 젊은이나 어린이, 여성까지도 탈모로 고민하고 있다. 탈모의 고민을 가진 사람이 늘어났기 때문에 제약회사는 각종 육모제(育毛劑)를 발매하고 있으며, 가발산업이나 육모 비즈니스가 번창하고 있다.

인간의 머리털은 인간의 신체 중에서도 가장 세포분열이 활발한 장소이다.

보통 머리털은 1일 약 0.3~0.4밀리미터씩 자라고 있다고 하며, 평균적인 일본인의 모발 수는 10만 개라고 한다. 1일 동안 자라고 있는 머리털의 길이를 합계 하면 적어도 30~40미터나 된다.

자라나는 모발은 성장하고, 머지않아 빠진다. 그리하여 또 자라나는 사이클을 반복한다. 이것을 「헤어 사이클(모주기)」이라고 부르며, 개인차가 커서 2~6년 정도 된다. 약 10만 개의 우리들의 머리털은 한 개 한 개가 각각의 사이클을 가지고 있다.

그렇다면 머리털은 어디가 자라난다고 생각합니까?

「머리털의 끝이 아닐까요 ……」

이렇게 생각하는 분도 적지 않지만, 그것은 틀렸다. 머리털이라고 하는 것은 털의 끝이 자라는 것이 아니고, 뿌리의 모유두(毛乳頭)가 모모세포(毛母細胞)에 털을 만들 것을 명령하여 자라는 것이다.

여러 가지 연구로부터 모유두가 「육모(育毛)의 사령탑」이라는 것을 알게 되었다.

모발의 사이클

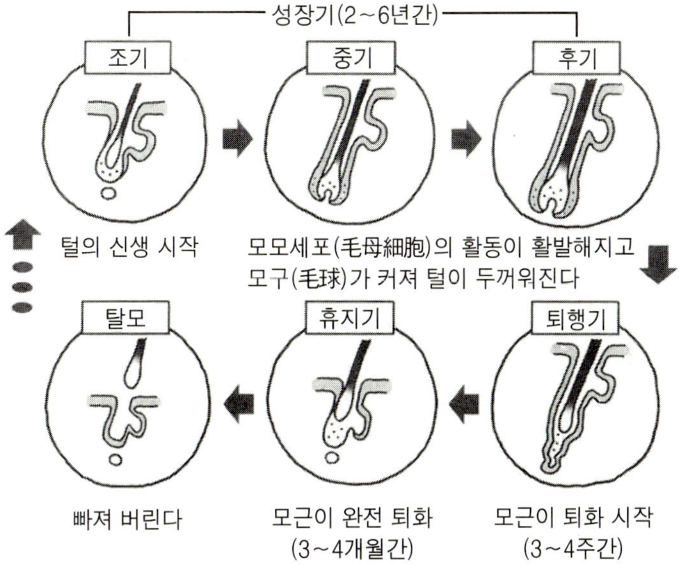

머리털의 주요 원료는 아미노산이다. 비타민이나 미네랄도 필요하다. 이러한 원료가 모세혈관에서 모유두로 운반되어 거기서부터 실제로 머리털을 만드는 모모세포로 운반된다.

머리털이 빠지면 모유두는 모모세포에게 발모의 신호를 보내 머리털이 자라나게 한다. 이렇게 계속해서 새로운 머리털이 만들어지므로 머리털이 줄어들 걱정은 하지 않아도 되지만, 현실적으로는 머리털은 빠지고 머리숱이 빈약해지게 된다.

왜 머리털이 빈약해지는 것일까?

탈모(脫毛)나 박모(薄毛)의 원인으로서 다음과 같은 것을 생각할 수 있다.

① 헤어 사이클의 이상

② 머리털 원료(아미노산, 미네랄, 비타민 등)의 부족

③ 두피의 나쁜 환경

①의 헤어 사이클의 이상의 원인은 옛날부터 죄인 취급되어온 남성호르몬이다. 그리고 남성호르몬의 정체야말로 테스토스테론으로부터 만들어진 DHT(디하이드로 테스토스테론)라고 하는 것이다.

테스토스테론은 어떤 종류의 효소의 작용으로 DHT로 모양이 변한다. 이 DHT가 모유두나 모모세포와 결합되면 탈모나 박모현상이 일어난다.

탈모 메커니즘의 이야기는 이 정도로 하고, 이제 점차 알로에 베라의 육모에 대한 이야기를 하자.

알로에 베라의 육모효과(育毛効果)는 1957년 러시아 연구자인 알렉스키나 박사그룹의 실험으로 보고되었다. 박사그룹이 행한 실험은 토끼를 사용한 실험이었다.

토끼에게 방사선 장해를 가하고 난 후, 알로에 베라 엑기스를 사용한 부분과 사용하지 않은 부분에 대해서 털의 재생상태를 비교한 것이다. 그 결과 알로에 베라 겔 엑기스를 사용한 부분에서 분명히 털의 재생이 진행되고 있는 것을 확인할 수 있었다.

알로에 베라의 육모효과는 다음과 같은 이유로 일어난다고 생각한다.

① DHT가 만들어지지 않게 된다.

② 혈행을 좋게 하고 「털의 사령탑」인 모유두에 영양소(원료)를 보낸다.

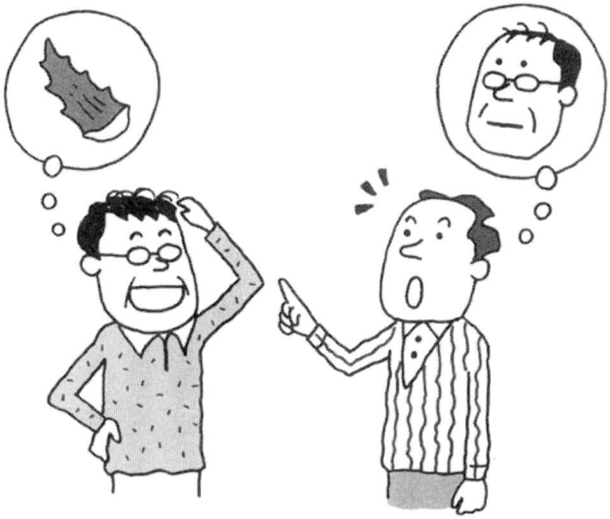

③ **털을 만드는 모모세포의 작용을 좋게 한다.**

머리털의 주성분은 아미노산으로 만들어진 케라틴이라는 단백질이다. 이 케라틴은 9종류의 필수 아미노산과 똑같이 9종류의 비필수 아미노산으로부터 만들어진다.

① 케라틴을 만드는 필수 아미노산… 히스티딘, 이소류신, 류신, 라이신, 트레오닌, 트립토판, 발린, 메티오닌, 페닐알라닌
② 케라틴을 만드는 비필수 아미노산… 글리신, 프롤린, 타이로신, 글루타민산, 알라닌, 세린, 아스파라긴산, 알기닌, 시스틴

제2장의 성분의 이야기를 상기하기 바란다.
알로에 베라에는 18종류 이상이라고 하는 많은 아미노산이 함유되어

있다(p. 48 참조). 알로에 베라는 **케라틴을 만들기 위해서 필요한 18종류의 아미노산을 모두 함유하고 있다.**

털을 만들기 위해서 필요한 영양소(원료)가 알로에 베라에 의해 활발해진 혈행을 타고 모유두로 운반된다. 거기서 케라틴이 합성되어 털이 자라 나와도 불가사의한 것은 아니다.

또 알로에 베라에는 새로운 세포를 만들어 내는 작용이 있다.

— 새로운 세포를 만드는 작용으로 모모세포의 작용이 조정되고, 그것이 육모에 좋은 영향을 미치고 있다

단, 모발을 케어하기 위하여 알로에 베라를 사용한다고 하여도 두피케어를 게을리 하지 않게 하여 주기 바란다. 알로에 베라에 육모를 촉진하는 작용이 있다고 하여도 두피를 불결하게 하여서는 알로에 베라의 장점을 충분히 발휘할 수 없기 때문이다.

후기

생각해 보면 저자와 알로에 베라의 친분은 30년이 넘게 흘렀다.

매년 9월 국제 알로에 과학협의회(IASC)가 개최된다.

IASC에는 초청되어 강연하러 가지만, 저자가 처음으로 출석한 1993년의 IASC와 비교하면 규모도 출석하는 사람의 얼굴도 많이 변했다. 2008년에는 텍사스에서 개최될 예정이다.

이러한 국제적인 알로에 연구자의 모임은 저자에게 있어 즐거움인 동시에 자극이 되기도 한다. 또 개인적으로 교류가 있는 세계의 알로에 연구자들과 때로는 토론하고, 때로는 와인 술잔을 서로 주고받으면서 알로에의 깊고 심오한 세계에 대해서 이야기를 나눈다.

"닥터 八木, 좀 알코올이 과한 것은 아닌가?"

이야기에 너무 열중한 나머지 조금 많이 마신 적도 있다.

"아니, 괜찮아. 알로에 베라에는 숙취방지 효과가 있으니까!"

이렇게 말하며 웃었던 추억도 있다.

이 책에서는 지금까지의 알로에 베라 연구의 거의 모든 것을 망라할 생각이다. 다소 어려운 전문용어를 사용하지 않으면 안 되는 곳도 있지만 가능한 한 알기 쉽게 쓰려고 노력하였다.

이 책에서 소개한 바와 같이 알로에 베라는 아득히 먼 고대 이집트에서부터 이미 이용되었다. 그리고 21세기인 지금 유방암 치료의 일환으로서 캘리포니아 주 산타모니카 병원의 암센터에서는 수술 후의 환부에 방사선 치료를 하고, 피폭환부의 상처 치료에 정제 알로에 베라 겔을 1일당 2～3회 도포하여 조기 치료효과를 보고 있다.

그러나 알로에 베라에는 아직도 알 수 없는 심오한 세계가 기다리고 있다.

세계의 연구자나 임상의들의 정력적이며 헌신적인 노력에 의해 앞으로도 알로에 베라의 기막히게 좋은 모습이 차례차례 발표될 것이다. 그들에게 지지 않도록 저자도 또한 알로에 베라의 연구에 앞으로도 더욱 정진해 나갈 예정이다.

30년 이상이나 알로에 연구에 종사하고, 지금 알로에 베라라고 하는 「진실의 알로에」의 연구에 몰두하고 있는 저자에게 있어 이 책이 많은 분들의 건강과 질병 예방에 도움이 되고, 건강하게 매일을 지낼 수 있도록 공헌하여 줄 것을 바라마지 않는다.

찾아보기

ㅅ

ㅇ

ㅈ

ㅊ

ㅋ

ㅌ

ㅍ

ㅎ

A

B

D

E

F

G

H

I

S

〈 저자 소개 〉

야기 아끼라(八木 晟)

- 1933년 후쿠오카(福岡) 시에서 출생
- 규슈(九州) 대학 대학원 약학과 졸업, 약학박사
- 후쿠오카 대학 조교수
- 규슈 대학 조교수
- 후쿠야마(福山) 대학 약학과 교수
- 후쿠야마 대학 명예교수
- 푸라센타 · 알로에 연구소장
- 알로에 베라 · 태반 등 노화예방 물질을 연구함
- 저서 다수

〈 역자 소개 〉

이 수 원

- 일본 Tokyo 대학원 농예화학과 농학박사
- 한국야쿠르트연구소 응용개발연구실장
- 성균관대학교 식품생명공학과 교수
- 한국한의학연구원 비상임연구원
- 캐나다 Univ. of British Columbia 교환교수
- 성균관대학교 생명공학부장, 연구소장
- 국립수의과학검역원 자문위원
- 전국 사립대학교 농학계열 대학장 협의회 부회장
- 성균바이오텍 대표이사

가족의 건강을 지키는

알로에 베라

1판 1쇄 인쇄 2009년 11월 5일
1판 1쇄 발행 2009년 11월 10일

저 자 | 八木 晟
역 자 | 이수원
펴낸이 | 천승배
펴낸곳 | 도서출판 유한문화사

등 록 | 제 5-31호. 1979. 3. 6.
주 소 | 서울시 강서구 가양동 146-63(우 157-801)
전 화 | 2668-2055~6 팩스 | 2668-2565
홈페이지 | www.yuhansa.com

ISBN 978-89-7722-409-4 03510

값 12,000원